江西近代护理教育研究

梁光霞　蔡端颖　王中立　著

西北大学出版社

·西安·

图书在版编目（CIP）数据

江西近代护理教育研究／梁光霞，蔡端颖，王中立著．—西安：西北大学出版社，2023.4

ISBN 978-7-5604-5112-1

Ⅰ．①江… Ⅱ．①梁… ②蔡… ③王… Ⅲ．①护理学—医学教育—研究—江西—近代 Ⅳ．①R47-4

中国国家版本馆 CIP 数据核字（2023）第 049693 号

江西近代护理教育研究

著　　者	梁光霞　蔡端颖　王中立
出版发行	西北大学出版社
地　　址	西安市太白北路 229 号
邮　　编	710069
电　　话	029 - 88303593
网　　址	http：//nwupress.nwu.edu.cn
电子邮箱	xdpress@ nwu.edu.cn
经　　销	新华书店
印　　装	西安日报社印务中心
开　　本	787mm×1092mm　1/16
印　　张	9
字　　数	148 千字
版　　次	2023 年 4 月第 1 版　2023 年 4 月第 1 次印刷
书　　号	ISBN 978-7-5604-5112-1
定　　价	56.00 元

本版图书如有印装质量问题，请拨打 029 - 88302966 予以调换。

前　　言

1840 年的鸦片战争是中国近代史的开端。中国近代史是中国历史上特殊而又重要的一个时期，既是一段屈辱的历史，同时也是一段发展的历史。

西方近代护理学起始于 19 世纪 60 年代，其奠基人弗罗伦斯·南丁格尔（Florence Nightingale，1820—1910）1860 年在英国圣·托马斯医院首创近代护士学校，为近代护理学的形成奠定了基础。南丁格尔的护理实践和护理思想，为护理工作赢得了应有的社会地位，使护理学走上了近代发展的道路。

中国近代护理学始源于西方医学在中国的传播和因传教而来华工作的外籍护士，欧美式护理教育与护理理念成为中国近代护理学的显著特点。鸦片战争后，西方列强对中国进行政治、经济、文化、军事等侵略，成批的传教士医生和护士涌入中国沿海和内陆地区，西方医学和护理学开始传入中国。外国传教士在中国最容易取得信任与能够立足的手段是办学校、医院（诊所）和慈善机构，正如早期在华传教士比道（Beadle）在赞扬美国传教士医生伯驾（Parker）时曾说过的"当西方大炮轰不开中国门户的横闩时，他以一把手术刀劈开了中国的大门"。随着外国在华教会医院的增加与发展，最初一批来到中国的护理人员已经明显不够用。因此，教会医院开始训练和发展中国的护理人员，并逐步在中国创建近代护士学校。早期的护士学校主要存在于教会创办的医疗机构下，学校附属于医院。当时的中国护理教育没有政府的管辖，1909 年，中国看护组织联合会（中华护理学会前身）在江西庐山牯岭成立，且于 1912 年在庐山牯岭成立护士教育委员会，负责制定护士学校办学标准和招生要求，且按照英、美标准设置示范课程，制定并规范护理学专业标准，举办注册认证考试，为已完成培训计划的护士进行注册认证。

早期留学国外学习医学知识的一些中国学生，如石美玉、康爱德（康成）、伍哲英、熊憬、邹邦元、章斐成、王子玕等，他们都与江西有着不解之缘。他们学成归国，投身国内医学事业，推动了江西乃至中国护理教育、助产教育的发展。

江西近代护理教育肇始于美国基督教教会（又名美以美会）创办的九江但福德医院附设护士学校。经过近半个世纪的发展，江西的护理教育在学校数量、规模、课程设置等方面不断壮大、进步，逐步形成了自身特点。在第二次国内革命战争（土地革命）时期，为满足战争和革命需要，中国共产党在江西中央苏区也创办了红军卫生学校，以培养红色革命医护人才。

江西近代护理教育具有深厚的历史背景，国内学者对其进行了有益的探讨，对护理教育研究具有一定的借鉴意义。《江西近代护理教育研究》从江西近代护理教育产生背景、教会医院护士学校、公立护士（助产）学校、中央苏区医护学校、江西近代护理教育先驱人物五个专题，采用文献研究法、个案研究法、比较研究法进行研究，通过搜集、挖掘江西近代护理教育历史遗留的文献资料，探索近代护理历史发展的客观规律，帮助读者全面了解江西近代护理教育的发展历程，深切感受护理前辈们曾经付出的艰辛和创造的辉煌；使读者能全面了解江西近代护理教育的发展脉络，弘扬和传承江西优秀历史文化；增强当代护生和护士的职业认同感，为人类健康做出更大的贡献；对当代护理临床、教学、管理有重要的借鉴作用；拓展了护理教育史的研究范畴，对地方护理史研究具有重要意义。

梁光霞　蔡端颖　王中立
2022 年 12 月

目　　录

第一章　江西近代护理教育产生背景

江西是一个地处中国东南部、长江沿岸的中部省份，北临长江，东、南、西三面环山，中部为丘陵、盆地和平原。江西是人文教化之邦、大儒过化之地，历代文化教育薪火相传，不绝于世。

第一节　近代护理引入中国的时代背景与发展历程

19 世纪末 20 世纪初，是西方基督教与西方医学、护理学在中国传播与发展最活跃的时期。

一、近代护理教育引入中国的时代背景

"医护一体"是古代西方国家与古代中国护理的共同特点。中医学"三分治，七分养""不治已病治未病"的治疗、预防原则蕴含着极其丰富的护理学理念和思想，产生了整体施护、辨证施护、阴阳调护、情志护理等学说，具有广泛的应用。西方古代护理与宗教的关系非常密切，僧侣和修女承担了大量的护理工作。直到法国天主教神父圣·文森·德·保罗（St. Vincet de Paul，1576—1660）在巴黎成立了慈善姊妹会，姊妹会的年轻女性经过一定的培训后，深入群众，为病弱者提供护理服务，受到人们的欢迎，使护理服务逐渐摆脱教会的束缚，成为一门独立的职业[1]。

近代护理教育起源于德国[2]。1836 年，德国牧师西奥多·弗里德尔（T. Fliedner）在德国莱茵河畔的凯撒斯威斯（Kaiserswerth）城建立的医院附设的短期护士班是最早的具有系统化组织的护士训练班，被认为是近代护理教育的开端。近代护理教育奠基人弗罗伦斯·南丁格尔①（Florence Nightingale，1820—1910）曾就读于此。1850 年与 1851 年弗罗伦斯·南丁格尔先后两次前往此处学习，写下了长达 32 页的论文，"莱茵河畔的凯撒

斯威斯学校"对她日后从事护理工作产生了深远影响。

真正科学意义上的护理教育始于 1860 年，南丁格尔在英国伦敦圣·托马斯医院首创近代护士学校——南丁格尔护士训练学校（Nightingale Training School for Nurse），对学生的入学标准、课程设置、教学管理做出了明确规定。其办学宗旨是将护理视为一种科学的职业，主要办学思想是：护理是一门有别于医学的专业，教育需要有自主权；护理教育要理论联系实际，不仅要进行学徒式培训，还需要进行理论教育。该护士学校在护理教育史上具有划时代的意义，尝试建立了新的科学护理教育体制，由学徒式的教导转为正式的学校教育，为近代护理学的形成奠定了基础，开创了护理教育的新纪元，使护理学走上了近代发展的道路。从此，南丁格尔式护理理念作为国际护理思潮在欧洲和北美得到重视和盛行。南丁格尔的护理教育制度成为欧洲各国和美国、加拿大等国家护理教育的样板[2]，并持续向世界传播南丁格尔护理理念和培养专业的护理人才。

鸦片战争后，西方列强对中国进行了政治、经济、文化、军事等侵略，基督教再次大肆传入中国，大批西方传教士以"行医"为幌子涌入中国。西方近代护理作为西医的一个重要组成部分，也随着教会医院开始传入中国。Grypma 等[3]认为，19 世纪 80 年代后，中国处在鸦片战争的失败、妇女的参政运动、专业化护理教育的建立、交通运输业的发展及学生的福音传教运动等社会政治历史事件浪潮中，西方近代护理被逐渐引入中国。

中国近代护理学始源于西方医学在中国的传播和因传教而来华工作的外籍护士，这些外来因素使得欧美式的护理教育与护理理念成为中国近代护理学的显著特点之一[4]。纵观中国近代护理教育发展沧海浮沉的百年历程，不难发现其与中国社会的动荡变迁紧密相连，西方近代护理在近代中国经过了传入、根植和发展的变化历程。

随着外国在华教会医院的增加与发展，最初一批来到中国的护理工作人员已经明显不够用，教会医院开始训练和发展中国的护理人员，并逐步发展为在中国创建近代的护士学校。1887 年，美国护士伊丽莎白·麦克奇尼（Elizabeth M. Mckechnie）在上海妇孺医院开办护士训练班。1888 年，美国护士约翰逊（E. H. Johnson）在福州开办中国第一所护士学校，开始用比较正规的方式培养中国护士。中国最早的一批护士都是从这些学校里培养出来的。

二、中国近代护理教育的发展历程

中国近代护理事业的初创与发展深受宗教、战争、科技的影响。中华护士会创办人信宝珠（Cora Simpson）曾发表了一篇文章《中国是否需要护士》，描述了当时中国的医护状况以及亟待改变的现状[5]。为解决医院护士紧张之需，上海、北京、武昌、天津、广州、苏州、九江等地开办了培训护士的训练班。早期的护士学校主要存在于教会创办的医疗机构下，护士学校附属于医院。几乎每一所医院都有一所护士学校，而大部分护士学校招收为数不多的青年男女。起初，医院附设的护士学校无统一标准，设备简陋，教材稀少且不统一，无系统的课程设置，无专职的护理教师（多由医生与病房护士长兼任各科教师），教学形式基本上是师徒带教式、半工半读式，多采用操作为主、理论为辅的教学方式，培养偏重于临床操作型的看护人员，整体教学水平低下。

1907 年，受美国基督教卫理公会妇女部派遣，信宝珠来华在福州就任马高爱医院护士长（福建医科大学附属协和医院前身）。信宝珠是来华的第一位资质完备的护士，充满爱心与热情。她创办了在中国注册的第一所护士学校——弗罗伦斯·南丁格尔护士和助产士培训学校（福建省卫生职业技术学院前身），于 1907 年开始教学，1909 年学校颁发出第一份毕业文凭。1909 年暑期，适逢一些教会医院的外籍医师及护校校长在庐山牯岭度假，在他们的倡导下，中国看护组织联合会（中华护理学会前身）于同年 8 月 19 日应运而生，这是我国护理教育向初步规范化迈出的开创性的一步。1912 年，在庐山牯岭成立护士教育委员会，负责制定护士学校办学标准和招生要求，且按照美国和英国护理教育标准设置示范课程，制定并规范护理学专业标准，举办注册认证考试，为已完成培训学习的护士进行注册认证。1912 年，中国看护组织联合会成立教育委员会；1914 年 7 月，第一届中华护士会全国护士会员代表大会在上海召开，大会讨论并制定了护士学校注册章程，使护士学校办学合法化。1934 年，国民政府成立了中央护士教育委员会，至中华人民共和国成立前，它一直是中国护士教育的最高行政领导机构。截至 1949 年，全国共有 183 所护士学校、32800 名护士[6]。

中国共产党领导的人民军队的护理事业创始于第二次国内革命战争（土地革命）时期，经历了从无到有、从小到大、从游离到规范、从基础护理向专科护理的发展历程。1941 年 5 月 12 日，在延安成立了中华护士会延安分会，并召开首次护士代表大会，从此人民军队的护理工作有了护理专业的学术指导机构。

1941 年护士节前夕，毛泽东同志为护士题词："护士工作有很大的政治重要性"；1942 年 5 月，毛泽东同志再次为护士题词："尊重护士，爱护护士"，指出了护理工作的重要性，同时肯定了护士的社会地位（图 1-1）。

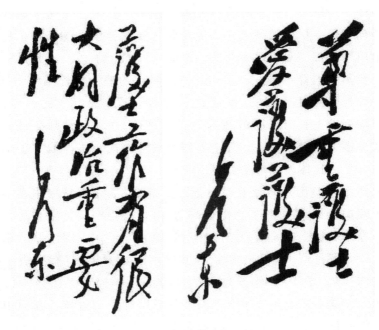

图 1-1　毛泽东同志为护士题词

第二节　九江开埠与江西近代护理教育的肇始

九江古称"浔阳""柴桑"，位于江西省最北部，镇守江西北大门，地处鄱阳湖与长江交汇处、长江中下游交切点，是一座集名山（庐山）、名江（长江）、名湖（鄱阳湖）于一体，具有两千多年历史的江南文化名城和旅游城市。九江自古以来，因水而生，因水而兴，在中国历史上留下了浓墨重彩的一笔。

鸦片战争后，清政府被迫与英、法等国签订《南京条约》《天津条约》等一系列不平等条约，除赔款、割地外，清政府被迫开放广州、厦门、福州、宁波、上海为通商口岸，允许英国人在通商口岸设驻领事馆，并使英国得到领事裁判权。由此，中国开始了"开埠"时代，使中外贸易格局发生了根本变化，中国对外贸易的中心很快由广州转向上海。中国传统的由"京广大水道"构成的南北纵向贸易路线开始转向以上海为中心的长江流域为主体的东西横向路线。

一、九江开埠与近代江西社会转型

19世纪50—60年代是近代九江历史开始剧变的年代。九江通商口岸是清政府在第二次鸦片战争失败后于1858年6月和1860年10月先后被迫签订的《天津条约》和《北京条约》的产物。1860年，英国根据《天津条约》，以武力强行在九江建立商埠，从此，九江成为帝国主义侵略中国的重要内陆基地之一。九江开埠通商后，东学教育受到了西学教育制度的挑战，成为西学与东学、新学与旧学进行交融、争夺的重要前沿阵地。

1858年6月26日，英国迫使清政府签订的《天津条约》规定："长江一带各口，英商船只具可通商……将自汉口溯流至海口各地，选择不逾三口，准为英船出进货物通商之区。"该条约还规定，"在新开各口租地建屋"，及"取益防损诸节，悉照又已通商五口无异"，使租界制度得以向新开各口推广。其中第一条规定为：加开牛庄（后改为营口）、登州（后改为烟台）、台湾（后定为台南）、潮州（后改为汕头）、琼州、淡水、南京、镇江、九江、汉口为10个通商口岸。外籍传教士得以入内地自由传教。列强侵略此后更加深入。

《天津条约》订立不久，上海《中英通商章程》墨迹未干，1858年11月29日，英国全权代表额尔金（J. B. Ergin，1811—1863）便率领兵船4艘，蛮横地闯入长江。其目的无疑是要窥探沿江口岸的情形，以便决定哪里最适宜辟为商埠。当时九江不久前才结束一场惨烈的战事，地方官们依然惊魂未定。太平军与清兵在此进行了长达6年之久的争夺战，直到1856年才全军覆没，九江城内尸骨遍地，血流成河，曾国藩的湘军将九江城洗掠一空，举火焚毁。战后的九江几成一座空城，幸存居民仅30余人，到处是断垣残壁。即便两年过去了，街市上只有寥寥几家店面开门营业，行人稀疏，冷冷清清。额尔金在九江待了4天，也的确没有骚扰任何人，大部分时间在城外走走看看，指指点点。当时人们不清楚此地有什么令他感兴趣的东西，额尔金却看出了残破表象下隐藏的潜在价值，并留下2艘大船和船上367人，泊于九江1个多月，至1859年1月方才离开。额尔金在九江的考察，对后来英国选定九江作为其长江沿岸 3 个通商口岸之一起了决定性作用。

1861 年 3 月 25 日，英代表巴夏礼以"大英钦差大臣右参赞兼领事官事务"的身份，与大清钦命江西等处承宣布政使张集馨订了《九江租地约》。按照额尔金的勘定，九江府城西门外自龙开河口沿大江往东至思口（又称狮子口）之西十三丈为止，长一百五十丈，进深六十丈，面积计一百五十亩的一大块土地作为英国租地，并与地方当局勘明四址，镌石立桩，确定界址[7]。1862 年，九江正式设立英租界，英国终于完成了其在九江口岸开埠通商的准备活动。九江英租界是近代中国 7 个在华英租界之一，也是江西唯一的租界。

英国人确定了在九江的租界范围后，于 1862 年强行拆除租界区居民的房屋，填塞贯通甘棠湖与长江的溢浦港，大兴土木建筑，建起一幢幢西式楼房，正式设立租界。租界四周高筑砖墙、密布铁刺网。租界内英国人设有领事馆（许士为第一任领事官）、海关、工部局、法庭、巡捕房，直接行使行政、立法、司法、警务、税务大权。租界逐渐建立属于公共租界性质的俱乐部、医院、银行、油轮公司、茶砖厂、码头、仓库、栈房等。英帝国主义者以通商为幌子，以租界为据点，进行政治、经济、文化的种种侵略活动，英租界成了中国行政和法律不能行使的特殊区域。清政府对租界的土地仅有所谓的所有权，管理权、使用权则丧失殆尽。伴随租界的建立，帝国主义列强还在九江攫取了领事裁判、海关、开办厂矿和建筑铁路等政治、经济特权。此后，美、法、俄、德、丹麦、荷兰、西班牙、比利时、日本和意大利等国势力相继进入九江。

九江是中国近代第二批开埠通商的口岸城市，也是长江流域第一批开埠通商的城市。帝国主义列强在九江设教堂、办学校、开诊所（医院），还打着文化宣传和宗教信仰的旗号，大肆进行文化侵略。九江在江西的近代化进程中具有重要的地位，对江西甚至长江流域周边省市地区的近代社会转型也有重要的影响。

二、新式学堂的兴起

近代江西教育的现代化始于九江开埠已成为学界共识。鸦片战争后，中国近代新式教育在国内开始倡导实施，江西则在 19 世纪末 20 世纪初才逐渐兴起。随着门户开放，受经世致用和维新思潮的影响，江西新式学堂和新式教育不断出现。

1894—1895 年，日本发动了侵略朝鲜和中国的甲午战争（因战争爆发于旧历甲午年而得名），战争以中国失败而告终。1895 年 4 月 17 日，李鸿章在马关与日本全权代表伊藤博文签订《马关条约》，割让辽东半岛、台湾全岛、澎湖列岛给日本，赔偿日本军费 2 亿两白银，开放沙市、重庆、苏州、杭州等为商埠，加速了中国半殖民地化的进程。甲午战败，给中国人民带来了深重的灾难。

甲午战争后，进行制度层面的变革成为晚清政府的选择。江西士绅思想观念的转变和维新变革思想的产生，在当时也表现得非常明显。习时务、讲时务、求维新的思想在江西表现得比较突出。1895 年 7 月以来，南昌"洋板书铺中异常热闹"，士绅们争相购买时务书籍。1895 年夏，维新求变思想活跃的翰林院侍读学士文廷式回到家乡江西，在南昌与经训书院山长、经学大师皮锡瑞"纵谈时事"。以古体旧诗见长的诗人陈三立感慨"国亡久矣，士大夫犹冥然无知，动即引八股家之言"，心怀危亡之忧，"概然思想新变法，以改革天下"为己任，毅然"令（家中）子弟改业西学"，宣传时务，并襄赞其父湖南巡抚陈宝箴实施新政，倡设时务学堂，引荐维新派新锐梁启超任总教习。继北京强学会之后，江西人邹凌瀚、陈三立、文廷式等发起成立了上海强学会。上海强学会遭封禁后，汪康年、梁启超、邹凌瀚等利用该会余款，于 1896 年 10 月在上海创办《时务报》。陈三立、文廷式、陈炽等江西人为《时务报》的创立纷纷解囊相助、出谋划策，《时务报》在江西的销售居全国领先地位，成为维新变法的主要喉舌。1898 年 6 月 11 日，光绪帝颁布"明定国是"诏书，宣布变法。同年 9 月 21 日，慈禧发动政变，囚禁光绪帝，终止变法。"戊戌政变"后邹凌瀚、邹凌沅兄弟遂采取以书代报的办法编印《通学汇编》继续传播新学。

戊戌变法在文化领域的新产物，除报刊之外，新式学堂的涌现也是一大特点。1907 年底，江西省教育会设立，公举陈三立为会长。民国前，江西近代新式教育以官办、府办、县办学堂为主，民办私立学校较少。

1897 年 6 月，邹凌瀚、邹凌沅、胡发珠等倡议设立"务实学堂（校址设在省城西昌书院左旁）"，聘请江西学政江标为总教习，讲授时务、经济、算学等。南昌"中西学堂"、新昌（今宜丰）"中西学堂"、萍乡"时务学堂"等官办学堂和由邹凌瀚、邹凌沅兄弟创办的私立"经济公学堂"相继成立。

民国时期，江西省内还有一些士绅投资兴办的职业学校，其中私立职业学校以私立真毅高级护士职业学校、私立妇稚产科职业学校为代表。民国时期，江西的私立学校为社会培养了大批人才，对当时的政治、经济、教育等方面产生了一定的影响。

三、西方医学的传播与女子教育的兴起

19 世纪以来，西方医学取得了重大的进步，在许多方面走在世界前列，为基督教在非西方国家利用医学传教提供了良好的条件。医学传教引入江西的护理教育事业，在发展的过程中对江西近代社会产生了一定的社会影响：①引进了西方护理教育模式，奠定了江西现代护理教育的基础；②促进了江西公共卫生事业的发展；③倡导妇女职业化风气，积极推动江西妇女解放事业。

近代教会在江西势力非常大，传教士在江西传教，几乎都是教、学、医三管齐下，教会为学校、医院提供经费，学校为教会、医院培养人才，医院为教会、学校扩大影响。九江开埠后，涌现出了诸如法国教会创办的九江味增爵医院（九江天主堂医院）、南昌圣类思医院、赣州仁爱医院，美国教会创办的九江但福德医院、九江生命活水医院、南昌医院、南昌妇幼医院等 7 所西医医院和 18 所药房[8]。随着西医医院的开办，护士成为急需人才。近代医疗技术的发展改变了民众的就医理念，为护士培养提供了可能和机会，为护理职业的诞生奠定了一定的社会基础。

近代江西建立了一些教会中小学，如九江儒励女子中学、南昌葆灵女子中学等，它们为护士学校的创办提供了很好的人才储备。1901 年 12 月，美国基督教卫理公会（美以美会）在九江创办的但福德护士学校是九江，乃至江西第一所职业学校。

第三节　诞生于庐山的"中国看护组织联合会"与中国护士职业教育

鸦片战争后，九江成为长江中下游西方教会传教的重要据点，成为近代西方势力侵略中国的重要据点。

庐山地处江西省九江市境内，是闻名遐迩的风景名山、文化名山、宗教名山、教育名山和政治名山，是国家 5A 级旅游景区，文化底蕴深厚，

被著名国学大师季羡林誉为"人文圣山"。这里筑起过中华文明进程的"文化高地",也亲历了中国近现代史的"风云变幻"。著名学者胡适在其著作《庐山游记》中说,"庐山牯岭,代表西方文化侵入中国的大趋势"。1996年12月6日,庐山以"世界文化景观"列入《世界遗产名录》。在中国的名山中,最早有中外学者共同从事学术活动的就是庐山。

一、庐山牯岭避暑地的开发

"庐山"之名,见于现存古籍,最早的是战国末年、魏国史官在公元前229年至公元前225年所著的《竹书纪年》[9]。

法国天主教"耶稣会"传教士马若瑟(Premare,1666—1736)②1699年来到中国江西,于18世纪初至1724年,他在中华文化发祥地之一的庐山活动,大大加深了他对中国传统文化的认识。他把中国的一些儒学经典及古典文学诗文,译成了法文。或许是因为马若瑟传教的需要,欧洲人最早在庐山一带建造的房屋大约是在1702年兴建的法国天主教教堂(据统计,当时仅法国耶稣会在中国建设了传教处25所,其中江西便有8所,九江的也位列其中)。1698年,法国天主教耶稣会传教士殷弘绪(P. Franciscus-Xaveriusd'Entrecolles,1662—1741)来到中国江西传教。1706年,他被法国天主教耶稣会任命为中国教区总会长,并于1712年赴九江传教,曾在庐山一带活动2年,翻译了朱熹《劝学篇》等著作。1792年来到中国北京,任英国公使参赞的作家巴罗(Barrow,Sir John,1764—1848),在18世纪末或19世纪初也曾来庐山游览考察。最早由九江进入江西内地传教的是法国天主教传教士罗安当(A. Anot),他于1861年12月到达九江,第二年带领随从人员拿着总理衙门颁布的执照前往南昌府与江西当局商洽在江西的传教事宜,得到应允。此后,西方传教士纷至沓来,由九江进入江西全省。

第二次鸦片战争之后,大约在1865年,在庐山北麓的莲花洞,外国人兴建了第一栋别墅。1884年,俄国东正教传教士与九峰寺僧订立了租借园地40余亩的契约,兴建别墅。这是外国人在庐山大规模兴建别墅的开始。1884年,英国基督教新教"循道会"(Wesleyan Methodist Missionary Society,WMMS)在九江的团体共在庐山北麓狮子庵建筑别墅5栋。

当时另一支重要的宗教势力是美国基督教新教徒,从1867年起进入九江,建立了以九江为中心的赣北、鄂东教区。

1886年6月,22岁的英国传教士李德立(Selby Litte,Edward,英国苏格兰肯特郡人，图1-2）携带着一本世界地图、一本由英国传教士编写的《来华指南》来到中国，先抵达江苏镇江，后经教会委派到江西九江，在九江美以美会担任牧师。李德立喜爱庐山凉爽的气候和优越的自然环境，认为此处是"上帝厚爱的地方。"1894年，李德立才30岁，他不仅在庐山之上为自己建造避暑用房，更看准了庐山之上存在着巨大的房地产商机。于是，他违反清政府法律，从九江地方士绅手中购得牯牛岭、长冲山谷的大片山地，企图实现强占庐山的梦。

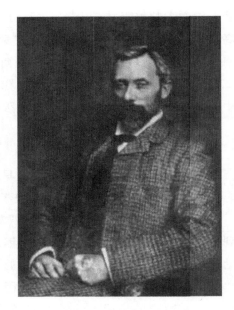

图1-2 李德立（Selby Litte，Edward）

1895年12月31日，英国驻九江领事馆领事与清地方政府"广饶九南道"的"道名"签订了"租借"庐山长冲、牯牛岭的条约，租期999年。至此，李德立凭借鸦片战争的余威获得了庐山的开发权，将庐山牯牛岭辟为"租界"（准确的应该是"租借地"），并以英语凉爽（cooling）的发音重新命名租借地为"牯岭（Kuling）"。他在在庐山兴建别墅，开始把庐山作为长江中下游外国人避暑、疗养、康复中心加以规划和开发（图1-3）。

自庐山牯岭避暑地开辟后，其他国家传教士纷纷效仿，具有西方特色的别墅林立。庐山牯岭成为基督教在近代中国的重要活动中心（图1-4），当时有20余国的基督教教会30余个，还有佛教、伊斯兰教、道教等东西方宗教的教派总共近40个。1913年，扣除离开码头的人数后，有1200多名外国游客到达九江。1917年，牯岭英租借地已建别墅560栋，属于23个国家。牯岭常居人口4439人，其中外国人1746人，来自15个国家。1922年，庐山有以传教士为主的外国人2497名，国籍近20个。至1928年，庐山有英、俄、美、法等20余国建造的别墅群，外国势力在长江中下游的结合区获得了一个稳固的、十分重要的据点，各种显贵达人、医生、传教士、商人纷至沓来，每年前来庐山避暑者肩摩毂击，不绝于途。据《江西年鉴》1935年7月调查显示，庐山有居民1153户，其中男7457

人，女 3721 人，共计 11178 人，已成为一个较大的城市，其中外国人有 1663 人[10]。庐山牯岭共有英国、德国、中国医院 4 个，医学会堂 1 个。

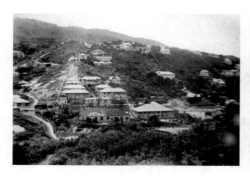

图 1-3　庐山牯岭开发初期照片

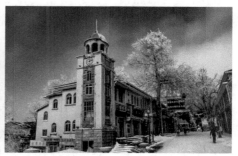

图 1-4　庐山牯岭街一隅

那个年代，英语成为庐山重要的交际语言，并演化出风行全国的一些口语习惯，"称男子曰老师，称妇人曰师母，称未婚女子曰小姐"等，中华护士会会长赫师母、达师母等称谓均来源于此。

二、牯岭孕育并诞生了"中国看护组织联合会"

1900 年后，教会医院在中国迅速发展，几乎遍布全国，欧美各国医生、护士接踵来华，但外国护士的人数无法满足迅速发展的教会医院的业务需要。在这种情况下，他们开始了培训中国护士的工作。

1907 年，美国基督教卫理公会妇女部派遣信宝珠③来华。信宝珠先在福建福州基督教协和医院从事护理工作。在此期间，她到各地医院进行巡视，所到之处，见护理工作毫无标准，深感各医院仅靠少数外籍护士根本无法应付日渐增多的护理工作需要，更谈不上发展和开拓科学的护理事业。当时，中国对外国人开设医院、开办医学与护理教育尚无条例规定，各医院自定标准，自行其是，自成一体。来华外籍护士来自不同的国家，所属不同的教会组织，分散在中国各地，由于交通不便和没有专门的护士组织而极少联系。信宝珠认为，从长远考虑，应像欧美各国成立的护士组织"护士会"那样，应在中国建立一个全国性护理组织，对中国护理工作和护士群体进行统一管理，规范护理教育标准，培训更多的中国护士，服务于中国民众。同时，她发现并了解到医生们已经由"中国博医会"组织起来，经常进行学术活动，并出版医学刊物等情况。

1908 年，信宝珠写信给英国基督教长老会传教士医生、"中国博医会"领导人高士兰（Philip B. Cousland），表达在中国成立护理组织的想法，得到高士兰的热情支持。高士兰将复函与信宝珠的来函于 1908 年 11 月刊登于《博医会报》，同时寄发各地医院的护士以广泛宣传。各地护士对此反应热烈，都有成立护士会的意愿。

1909 年夏，适逢一些外籍护士与医生来到庐山牯岭度假，优美的环境、凉爽的空气、秀丽的风光使他们心情舒畅。于是，他们在旅游观光度假中欢聚一处，交换意见并进行讨论，几度磋商后，决定于 1909 年 8 月 19 日成立全国性护理组织"中国中部看护联合会"，其目的是统一全国护理教育标准，提高护理服务水准。会议推选在安徽芜湖医院工作的美籍护士卡罗琳·马德达克·哈特（即赫师母）为主席（会长），奥格登（M. Ogden）为副主席（副会长），上海的亨德森（M. T. Henderson）为书记（干事）。参加会议者还有高士兰（P. B. Cousland）、在南京开办第一所医学院校的盖纳（Lucy Gaynor）、参加建立早期广州医学院校的富尔顿（Mary Fulton）和克拉克（A. Clack，有记载为柯丽雅）、美籍护士盖仪贞（Nina D. Gage）[④]、英籍护士贝孟雅（H. Bell，也有写作贝梦雅）[⑤]。当时联合会有会员 13 人，名誉会员 5 人，都是在华工作的外籍护士。从此，中国护理走上了有组织的发展道路。1909 年 8 月 25 日，中国中部看护联合会在牯岭召开第二次会议，与会人员认为"若没有众人的帮助，众人的努力，便不能完成工作"，所以决定以全国的名义更改会名为"中国看护组织联合会"[11]，并选出 3 名会员着手拟定护士会英文章程等事宜。同年，中国看护组织联合会召开会议，逐条通过拟定章程，有 14 名外籍护士参加会议。章程规定："①联络会员感情，增进护士利益，于疾病、失意及遭遇不幸之时，互相扶助安慰；②为中国学生设置统一课程及考试，以提高中国医院训练之程度。"[12]

1910 年 8 月 18 日，中国看护组织联合会在江西牯岭召开第二次常务会议，上海的亨德森女士担任大会主席。这次会议决定，将章程译成中文并通告中国各耶稣教会广泛宣传联合会，发动护士参加联合会工作，共同推进中国护理事业的发展与进步。这次会议还计划将来由联合会自己发行中英文对照的护理刊物，以报道中国护理发展情况，并与英、美两国护士界保持必要的联系。

1911 年，辛亥革命爆发，联合会在牯岭开会不便，遂在上海聚会数次，商讨会务，继续开展工作。

1912 年 3 月 18 日，时局平定，联合会在牯岭召开第三次常务会议，出席者 7 人（均为外籍人士），选举当时湘雅医院的美籍护士盖仪贞为会长、克拉克为书记（干事），下设委员数人。大会还探讨了"怎样可以提高中国看护的地位""怎样可以让他们的教授法进步"[13]等有关发展中国护理事业的议题。会议决定：①统一中国护士学校的课程；②规定全国护士统一考试时间并订立章程等；③成立护士教育委员会。于是，中国看护组织联合会于 1912 年在庐山牯岭成立教育委员会，参考美国护理经验，制定一系列有关护士教育的规定，使中国近代护理开始向系统化、理论化及初步规范化发展迈出了第一步。

1913 年，中国看护组织联合会在牯岭召开多次会议，但因交通及通信不便，到会人数很少，与会者各抒己见，决定组织一个副委员会，成员包括美籍护士盖仪贞、信宝珠、慕淑妹和英籍护士克拉克、贝孟雅 5 人，她们参考美国和英国的护理教育经验与方法，选定正式课程，预备给中国的护士学校采用；大会还决议"全国考试的规则"（但与中国博医会商量未果，直到 1915 年全国会考才得以实行）。经讨论定于 1914 年在上海召开第一届全国护士会员代表大会[14]。

中国看护组织联合会初创时期（1909—1913）会员均为外籍护士，直到 1914 年召开第一次全国护士大会时，也只有毕业于英国葛氏（GUY'S）医院护士学校、就职于天津北洋女医局（护士学校）的校长钟茂芳⑥1 名中国护士参加。在此次大会上，钟茂芳认为当时将"Nurse"译为"看护"颇为不妥，依其含义，应译为"护士"，得到与会者一致认可和同意，并经大会通过，将"中国看护组织联合会"更名为"中华护士会"。

1934 年，九江护士分会成立；1948 年，南昌护士分会成立。

三、中国看护组织联合会在牯岭开会地点考证

中国看护组织联合会初创时期，外籍护士借避暑、休假、聚会之机，相聚于庐山牯岭，召开了 4 次以上重大决定性会议，成立了护士教育委员会，这为世界文化景观庐山增添了医疗护理文化内涵，绘成了庐山世界文化景观中亮丽的一笔。当年她们开会的地点在哪里，史料没有明确记载。学者进行了探究，但仍未得到确切的结论，推测有以下几个地点。

（一）仙岩旅馆

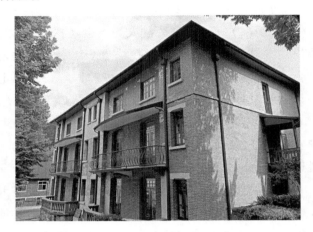

图1-5　庐山牯岭仙岩旅馆（20世纪初）

仙岩旅馆平面布局为长方形，坐北朝南，上下三层，立体墙面采用青砖砌筑，给人以轻快、灵巧之感；原入口大门的正面又用红色鱼鳞板作装饰，更给人自然、亲和的感觉（图1-5）。吴宗慈《庐山志》中记载："外人营业者为'仙岩旅馆'，亦名94号。夏暑时节，外人游客和国人军政界之富有者趋之若鹜，常下榻于此。"据庐山文史工作者考察，当年中国看护组织联合会的开会地点最可能就是在庐山牯岭仙岩旅馆（原门牌号为94号，即现在的中五路336号"庐山五一疗养院"）。

有研究者认为，中国看护组织联合会成立于仙岩旅馆。仙岩旅馆是庐山上最著名的旅馆，中国近代史上有很多重要的政治事件均发生在这家旅馆中，比如南昌起义的策划。但笔者认为，中华护理学会前身——中国看护组织联合会是7位护士和2位医生在庐山牯岭度假时相互交流、磋商而发起的，因而专门找场地开研讨会似乎没有必要，而更可能诞生于某一家别墅的客厅或庭院，大家坐在一起喝喝下午茶，共识也就达成了。

（二）卡罗琳·马德达克·哈特庐山别墅

还有哪里更有可能呢？会不会在首任会长赫师母住的别墅？这栋别墅当年的编号是122号，如今被称为河东路176号。这栋别墅是庐山别墅中仅有的6栋国家重点文物保护单位之一，人们习惯称它为"彭德怀别墅"（1959年，第一次庐山会议期间，彭德怀元帅在此居住）。难道这是历史的巧合？1909年8月，这里住着中国看护组织联合会第一任会长。能否推测，这栋极具政治意义的别墅，也有可能是联合会的诞生地？这就是九江，这就是庐山。

外国在九江正式设立的第一个基督教新教组织是由美国传教士赫斐秋（Virgil Chittenden Hart，维吉尔·赤特腾顿·哈特）1867 年在九江设立的美国基督教新教"美以美会"（Methodist Episcopal Church Missionary Society，缩写 MEM 或 MEFB）教区，赫斐秋任主教。

赫怀仁（Edgerton Haskell Hart，埃杰顿·哈斯克尔·哈特，1868—1913，图 1-6）是赫斐秋与艾德琳·哈特夫妇的二儿子，1868 年 5 月 18日生于中国江西九江，在九江成长。1879 年，赫怀仁回美国求学，先后在多伦多大学、纽约大学学习，1892 年从纽约城市大学医学院毕业，1893 年获得医学博士学位，1893 年底返回中国，先后在苏州、九江等地行医，1895 年收到任命到安徽芜湖医院主持工作。1904 年 2 月 27 日，赫怀仁收到美国伊利诺伊州芝加哥市卡罗琳·马德达克·哈特小姐的来信，信中说她决定接受他和毕比医生及纽约传教事务委员会的邀请，来芜湖医院当一名护士。

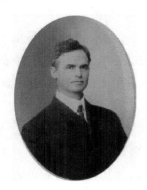
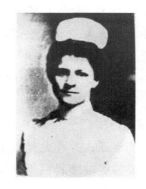

图 1-6　埃杰顿·哈斯克尔·哈特　　　图 1-7　卡罗琳·马德达克·哈特

卡罗琳·马德达克·哈特（Caroline Meddock Hart，图 1-7），加拿大人，1873 年 12 月 11 日出生，1886 年全家移居美国伊利诺伊州芝加哥市。1901 年，27 岁的卡罗琳参加了伊利诺伊护士培训学校的培训，毕业于美国芝加哥护士学校，后在芝加哥库克郡医院和长老会医院实习。1903 年 8月，她咨询库克郡医院丹福斯医生如何能找到一份传教士工作。丹福斯医生的父亲建议她到丹福斯为纪念因患妇科病去世的妻子而在中国江西九江建立的但福德医院工作。卡罗琳给该院院长石美玉写了一封信，并请其实

习指导老师写了推荐信，可因附近无邮局而使信件投寄被耽搁。但就在此时，她收到了毕比医生、赫怀仁医生和纽约传教事务委员会寄来的信，三封信都建议她去中国安徽芜湖工作。1904 年 10 月，卡罗琳受美以美会派遣来到中国芜湖医院（Wuhu General Hospital，即今皖南医学院附属弋矶山医院）从事护士工作。1905 年 2 月，卡罗琳负责陪护赫怀仁医生的妻子回美国治疗，但后者不幸于 1905 年 3 月 12 日逝世。卡罗琳则于 1905 年 6 月返回中国。1906 年夏天，卡罗琳在庐山牯岭学习中文。1907 年 10 月 26 日，卡罗琳与赫怀仁医生在南京结婚（卡罗琳是赫怀仁医生第二任妻子，婚后被尊称为赫师母）。

1909 年 8 月 19 日，卡罗琳在庐山牯岭参加中国看护组织联合会，并被推选为首任会长（1909—1910 年在任）。1913 年，芜湖发生洪水灾害，赫怀仁在救灾和诊治患者时感染斑疹伤寒，不幸于同年 4 月 14 日逝于芜湖医院，留下卡罗琳和 8 个子女。1914 年 6 月，卡罗琳为儿女就读之事，惜别芜湖，携带子女登上"印度女皇"客轮回到美国。回到美国的卡罗琳一直关心着中华护士会的发展。1929 年她曾致函中华护士会，问候所有在中国认识的朋友，表达其怀念中国之情，希望有机会再度来华。她怀念在芜湖医院的一切，以及在牯岭与盖仪贞商议成立中国看护组织联合会之情景。1948 年，卡罗琳在美国退休。她作为中华护士会永久会员，对中华护士会及中国护理事业的发展一直甚为关注，直到 1964 年逝世，享年 91 岁。

《庐山志》中记载：1901 年赫怀仁从李德立手中购买了牯岭 112 号地皮，获得了契证，并在此地皮上兴建了一栋别墅。1909 年前后，赫怀仁担任九江但福德医院外科医生兼传教士。根据赫怀仁医生的曾外孙斯坦利·克劳福德（Stanley Crawford，曾在九江学院任外教）提供的当年赫怀仁医生一家人在庐山别墅（图 1-8）的照片进行比对，当年赫怀仁一家住在牯岭的别墅现在的门牌号是庐山河东路 176 号（原为脂红路 8A），当时是美国中华圣公会别墅。1996 年 11 月 21 日，国务院公布此别墅为"全国重点文物保护单位"。该建筑，（图 1-9）为一层石混结构，其立面为敞开式外廊，木栏杆，门前为里八字形台阶；平面呈矩形，造型简洁、朴实。别墅庭院开阔，树木繁茂。

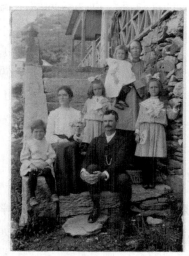

图 1-8　赫怀仁医生与家人在
庐山别墅合影(20 世纪初)

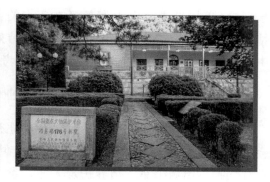

图 1-9　庐山河东路 176 号(2022 年)

(三)庐山上中路 21 号别墅(原美国基督教新教监理公会会堂)

1898 年，因为大英执事会偷移庐山租借地界石，侵占牯牛岭南面斜坡的洼地，引起了德化县府衙的干涉。李德立在《牯岭开辟记》中说："牯牛岭的斜坡，我们放弃了，但是对面的悬崖(即汉口峡南边的南门冲南坡及相连于城墙山背部的西坡)则更展更长，一直到山顶。"实际上，李德立把持的大英执事会在 1896 年初就把这片地划为 66 ~ 69 号(其间并没分块，共计面积约 2.5 万平方米)出售给美国基督教新教监理公会，并称之为"美监理会别墅区"。1905 年之前，此区有别墅 13 栋，1933 年有别墅 19 栋。1935 年 12 月，庐山租借地被江西省政府收回之后，此别墅区的房屋先后转售他人，在日军侵占庐山期间，部分别墅被损毁。

从庐山原牯岭饭店南边的中二路顺坡向上走，越过上中路，就可看到上中路 21 号别墅(建于 1898 年，或早 1 ~ 2 年)。据《牯岭附近房屋交通图》(吴宗慈编撰《庐山志》附件，1933 年)，此处为英租借地 69 号。该别墅背倚城墙山，坐东朝西，南北长约 30 米，东西宽约 10 米，建筑面积约 300 平方米。该别墅打破了宗教决策会堂的封闭模式，一改宗教决策会堂的平面矩形或正方形的惯例，表达了美国人追求个性的风尚。该别墅主立面朝北，突出一个门廊，廊柱为木制，有拱券；西立面为一排敞开式外廊。长排外廊有三处凸出，使外观显得跌宕丰富。敞开式外廊均为木柱，柱间檐下有一层木制装饰。上中路 21 号别墅的地垄风洞以铁铸的镂空图案板罩着，实为罕见。

2004 年，庐山学者罗时叙在采访时任九江学院外教的斯坦利时，了解到斯坦利的外曾祖父哈特医生的第二任妻子卡罗琳住在原英租借地 69 号别墅（美国监理公会上海教区在庐山的会堂）。1906 年卡罗琳正在庐山牯岭学习中文；1907 年与赫怀仁医生结婚。因此，上中路 21 号别墅为中国看护组织联合会首次会商地点有待考证。

四、中华护理学会与中国护士职业教育

教育委员会的成立是中华护士会成立初期最重要的事件。中华护理学会从成立到中华人民共和国成立前 40 年中，由护理教育入手，开展诸如发行刊物、出版书籍、培养护理人才、参与战地救护、阐发护理事业主张等大量活动，致力于推动中国护理学科体制建设和理念传播，发展护理教育，取得了良好的社会效应，为中国护理事业发展做出了积极的贡献，对当代中国护理教育仍具有启示意义。

中华护理学会成立之初的目的之一就是统一全中国护理教育标准，提高护理服务水平。1914 年 7 月，第一届全国护士大会上讨论并制定出全国护士学校的注册章程，制定护士学校注册制度。此后，分别于 1924 年、1926 年、1932 年和 1940 年根据当时各地护理教育的发展情况，对注册章程进行多次修订。

中华护理学会重视学校护理事业，把护理教育纳入专业管理，健全护理教育奖励机制，设置护理教育奖学金，在《护士季报》《护士通讯》开辟教育专栏，大量宣传护理科学理念，阐发其有关护理科学的基本主张，从而使护理教育宣传更有针对性和系统性。

护理人才是护士教育发展的核心。中华护理学会形塑南丁格尔精神，造就高质量护理人才。中华护理学会于 1932 年成立南丁格尔纪念委员会，由朱碧辉具体负责相关工作。学会通过在南丁格尔纪念日举行活动和以南丁格尔的名义组织基金会等方式，宣传和形塑南丁格尔精神，强化社会对南丁格尔奉献服务精神的认识。

第四节 江西近代护理教育研究缘起

早期留学国外习医的一些中国女学生，如石美玉、康爱德（回国后改名为康成）、伍哲英、熊憬、邹邦元、邹邦梁、章斐成等，她们与江西均有着不解之缘。她们学成归国，投身国内医学事业，推动了江西乃至中国的护理教育、助产教育发展。1896 年，石美玉与康爱德从美国密歇根大学医学院毕业后受美国卫理公会海外妇女布道会派遣，回到江西九江工作。她们在九江开办诊所的同时着手培训护士，当时有 3 名在儒励女子中学就读的女生自愿学习护理，在诊所以学徒方式边干边学，这便是江西护理教育的最初萌芽，也是护士作为一种社会职业在江西的肇始。

一、研究现状

江西近代护理教育经过近半个世纪的发展，在学校数量、规模、课程设置等方面不断壮大、进步，逐渐形成了自身特点。

1934 年，国民政府卫生署公布的全国护士学校分布情况中江西有 4 所。1936 年，经统计，在教育部备案的有江苏、浙江、江西、湖南、福建 5 省 20 所高级护士职业学校。1940 年，注册护士学校名单中，江西有九江但福德护士学校、九江生命活水医院护士学校、南昌医院护士学校。到 1949 年底，江西共有江西省立助产学校、南昌高级护士职业学校、江西省立赣县高级助产学校、九江但福德护士学校、南昌真毅高级护士职业学校、南昌圣类思实用职业学校、赣州仁爱护士学校、私立妇稚产科职业学校、九江生命活水医院护士学校（护士班）9 所学校（前 3 所系公立学校，后 6 所系私立或教会学校）和江西省立医学专科学校、江西中医专门学校、中正医学院 3 所高等医学院校开办的护士班开展护理教育。在第二次国内革命战争时期，为满足战争和革命需要，中国共产党在江西中央苏区也创办了红军卫生学校，以培养红色革命医护人才。

张兴荣、章远庆主编的《江西医学教育史》对中华人民共和国成立前后的江西医学教育的发展历程进行了探讨，对教育研究者具有一定的借鉴意义，但对于具体的学校学制的变化、沿革、发展规模等问题没有较深入研究。《江西省教育志》编纂委员会编的《江西省教育志》对江西医学教育进行了整体概括，当然也涉及护理教育、助产教育。中国人民政治协商会议江西省委员会文史资料研究委员会编纂的《江西文史资料选辑 总第十四辑》叙述了赣南地区助产教育的发展状况。舒圣佑主修的《江西省志·卫生志》论述了不同历史时期江西的医疗卫生状况，其中对近代江西及中央苏区医学教育（含护理教育、助产教育）进行了概述。

在学术论文方面，吴浈的《蓬勃发展的医学教育事业——我省医学教育发展概况》以历史发展为主线，论述了从 1919 年到 1987 年江西的中等医学教育及高等医学教育的发展概况。涂明华等的《九江学院护理教育史》概述了自 1901 年九江但福德护士学校至 2001 年九江学院护理学院的百年发展脉络及改革开放后护理教育的改革、创新成就。曾新华和钟继润等的《赣南医学院优良办学传统的形成与发展》全面回顾了赣南医学院的办学历史，从医学院的办学传统反观民国时期江西的医学教育概况。张剑峰的《中央苏区医学教育政治目标确定的历史过程及其启示》将视角触及了医学教育中政治目标这一方面，认为战争的频繁发生导致出现大批伤员，迫切需要医生来治疗。在毛泽东、朱德等领导同志的亲自关怀和指导下，红色医院培养出了一大批"政治坚定，技术优良"的红色医生，为确保长征的胜利做出了巨大的贡献。这四篇论文都对民国江西医学教育的历史发展做了系统的介绍。

二、研究方法

（一）文献分析法

文献分析法是历史研究的基本方法。根据研究需要，通过查阅相关论文、论著及档案、地方志、医院院志、校史资料及网上查阅、专家求助等方式获得相关资料，争取得到原始资料，对江西近代护理教育的发展概况进行梳理。树立辩证唯物主义和历史唯物主义思想观，客观分析归纳资料，对历史事实进行深刻认知。

（二）个案研究法

个案研究法具有典范性、系统性、深刻性等特征。本研究对清末民初至中华人民共和国成立初期前江西护理教育（含助产教育）不同类型学校的办学情况进行回顾分析。重点选择具有代表性、较具影响力的九江但福德护士学校、江西省立助产学校、中央红色看护学校等并对其办学状况进行深入研究，从而获得对江西近代护理教育的整体性认知。

（三）比较分析法

本研究采用比较分析法对近代江西不同时期不同护士学校（含助产学校）进行概述和比较，分析近代江西护理教育（含助产教育）的发展特点，为当代护理教育提供借鉴。

三、研究意义

已有江西医学教育（含护理教育）研究文献中有的是以"史"为研究对象，有的是以地方志史的形式出现，内容涉及范围广，研究深度不够。此次笔者通过文献分析法、个案研究法、比较分析法，创新研究内容和研究方法，研究对象清晰，研究内容新颖，具有一定的学术价值。

（一）理论价值

无论有过多么辉煌的成就、多么宝贵的经验，如果不经由历史研究与书写，都将因为时光逝去而被淡忘，既无益于现在与未来，更让最应珍惜的精神财富流失。西方护理学自19世纪80年代传入中国至今已历经3个世纪的历史，而目前史学界、教育界、医学界对护理学史，尤其是护理教育史的研究相对不足，有关护理学发展历史的研究未得到足够重视。护理学通史的研究虽有开展，但很不系统。护理学专科史、地域护理学史研究尚属少见。

教育是一个学科的先行与基础，护理教育史研究对护理教育起着推动作用。江西近代护理教育具有深厚的历史，笔者根据这一现状，搜集、挖掘江西近代护理教育历史遗留的宝贵财富，探索人类护理历史发展的客观规律，拓宽了教育史的研究范畴。所出成果对现当代护理临床、教学、管理有着重要的借鉴作用，对弘扬和传承江西优秀历史文化，为人类健康研究具有一定的促进作用，具有较高的理论价值。

（二）实践价值

重视历史是文明传承的基础。对护理学发展历史的回顾、总结与思考，能帮助我们了解中国护理教育的发展历程，感受护理前辈们曾经付出的艰辛和创造的辉煌，深刻体会护理专业维持生命之生理、情绪、社会、智能与灵性的主旨，增强护生和护士的职业认同感，使教育工作者得到启迪和教益，时刻不忘护理教育所肩负的使命和职责，从而引领中国护理教育朝着更加理性、规范、科学的方向发展。对近代江西护理教育相关学校的办学状况进行深入挖掘，可以借古鉴今，为当代护理教育改革与发展提供参考，具有丰富的实践价值。

注 释

①弗罗伦斯·南丁格尔（Florence Nightingale，1820—1910），英国人，1820 年 5 月 12 日出生于意大利中部的历史名城佛罗伦萨城的一个富有的移民家庭，其父是旅意英侨，后来随家迁居英国。她利用出国旅行的机会，走访了欧洲一些医院和护理学校。1850 年，她又花了 3 年时间到德国专攻护理学，回国后，担任皇家学院医院护士主任。1854 年，克里米亚战争爆发，南丁格尔应英国军事大臣赫伯特聘请，立即率领 38 名护士于 10 月 21 日离开伦敦奔赴前线斯库塔里医院，参加伤病员的护理工作。随着团队护理质量的提升，伤病员死亡率从 6% 降为 0.3%。1855 年，英国政府任命她为克里米亚战场的总督导员，故她成为英国历史上第一位担任重要公职的女性。1856 年，克里米亚战争以英国胜利而告终。英国政府为表彰她在战争期间的重大贡献，奖励她 5 万英镑。1860 年，南丁格尔利用所得奖金在英国圣·托马斯医院内创建了世界上第一所正规护士学校——南丁格尔护士训练学校，她一生培训护士 1000 多人，被后世誉为现代护理教育的奠基人。她于 1858 年出版的《护理工作记录》成为当时畅销书，被翻译成多种文字，是现代护理学的经典著作。1901 年，南丁格尔因操劳过度而双目失明。1907 年，英国女王亲自给她颁发了政府授予的"大勋章"。1910 年，90 岁的南丁格尔在睡梦中安然长逝。1912 年国际护士协会和国际红十字会把南丁格尔的诞生日——5 月 12 日定为"国际护士节"，以示纪念，并决定以南丁格尔的名字命名最高护士荣誉奖——南丁格尔奖，作为奖励世界各国有突出贡献的优秀护士的最高荣誉。

②马若瑟（Joseph de Premare，1666—1736），1666 年 7 月 17 日出生于法国北部城镇歇尔堡，毕业于弗莱彻学院。1683 年他被允许加入耶稣会（法国教区），代表作《汉语札记》（*Notitia Linguae Sinicae*）。1698 年 3 月 7 日，马若瑟和白晋等 9 人乘坐安斐特里特号船于 11 月 7 日抵达广州，随后马若瑟就被分配前往江西传教；1699 年他到达南昌以南约 150 公里的建昌（现在的南城）。1721—1724 年，马若瑟住在江西省北部的九江。1724 年，基督教在中国被禁，马若瑟不得不离开他在江西省的传教点，南行广州。

1733 年，马若瑟迁居澳门；1736 年他在澳门去世。

③信宝珠（Cora Eliza Simpson，1880—1960），1880 年出生于美国堪萨斯州，"信宝珠"是她来华后为自己起的富有中国特色的中文名字。1900年，信宝珠进入内布拉斯加卫理公会医学院（Nebraska Methodist Medical College）并学成毕业，随后在波士顿西蒙斯学院（Simmons College，Boston）获得护士资格证书。信宝珠是美国基督教卫理公会妇女部派出的第一位资质完备的护士，1907 年来华，在中国近代护理发展史上占有重要的地位。她从 1922 年起应聘担任中华护士会总干事，直到 1944 年离职返美。其所属教会妇女组织曾向中华护士会捐赠 5600 美元作为护士教育基金。她以一颗充满南丁格尔精神的爱心致力于中国护理事业的发展，做出了杰出贡献。1946 年，第 15 届中华护士会全国会员代表大会决议授予她为荣誉总干事。

④盖仪贞（Nina Diadamia Gage，？～1946），1905 年获美国威莱士理工大学文学学士学位，1908 年获纽约大学护士学学士学位。1908 年，盖仪贞奉美国雅礼会派遣来到中国湖南长沙，负责护理工作兼布道事宜。1911年 11 月 5 日，湖南雅礼医院创始人胡美（E. H. Hllme）与盖仪贞创建雅礼护士学校，盖仪贞亲自担任校长，培训中国护士。盖仪贞曾代表中国护士出席过国际护士会议，向大会介绍中国护理事业的发展情况。1925 年，盖仪贞当选万国护士会会长，成为中华护士会会员在国际护理组织担任会长的第一人。20 世纪 20 年代，中国非基督教运动愈演愈烈，盖仪贞于 1926年 12 月辞职回国，曾任纽约某医院护士教育主任和护理部主任。1928 年她任美国护士教育联合会干事。盖仪贞一直关注中国的护理事业，直到1946 年 10 月 8 日病逝前，还写遗嘱赠书中华护士会，并由司徒雷登大使监印代总干事接受。

⑤贝孟雅（Elspeth Hope Bell），英籍护士，中文译名也有称贝梦雅，毕业于英国伦敦医院护士学校，获助产师证书。中华护士会创始人之一，中华护士会第二届会长。1911—1926 年任汉口伦敦男医院护士长。1912年，在江西庐山牯岭参加中国看护组织联合会教育委员会工作，制定了中国护士参加会考规则，编写了护士学校注册章程和制度。

⑥钟茂芳（原名马凤珍），是中国第一位护理专业海外留学生，1909年毕业于英国伦敦葛氏医院护士学校，当年即受聘于天津北洋女医学堂，任看护教习。国内学者姜月平等于 2017 年、2018 年先后两次前往英国查

阅伦敦葛氏医院护理档案时，以钟茂芳英文名 Elise Mowfung Chung 查询到其曾经在该校注册学习的准确信息，含出生地、出生日期、家庭住址、入学时间、毕业时间等，确定她在伦敦葛氏医院护士学校学习 3 年，经考试合格取得毕业证的历史依据，史料极其珍贵。伦敦葛氏医院是英国具有 300 年历史的古老医院之一，世界闻名，早已并入伦敦国王学院，而医院的护士学校已发展成国王学院护理学院。

第二章　教会医院开办的护士学校

随着近代社会的急剧变迁与欧美风云的影响，西方传教士开始在中国设立教会，开办医院和学校。鸦片战争后，教会医院的设立进入新的阶段。教会医院在江西的设立始于19世纪70年代，1877年，法国神父董若望在九江创办了江西第一所西医教会诊所——圣味增爵医院，在上海仁爱会资助下，医院规模扩大，于1882年10月改称为九江天主堂医院。近代教会在江西势力日益强大，到1920年，江西境内有教会创办的医院7所，药房18所[8]。

早期护士学校附属于医院，在20世纪30年代，护士学校几乎成为医院的标准配置。1935年的《教育公报》上列举了国内当时设有护士学校的医院，共有111家。例如上海仁济、北平协和、沈阳盛京、杭州广济、长沙湘雅、广州博济、九江但福德医院等，这些久负盛名的医院均开设有护士学校。

中华人民共和国成立后很长一段时间内，为大量培养社会急需的护理人才，国内不少医院依然开设有护士学校。业内人士把医院开设护士学校理解为护理教育发展的一个初级阶段。医院办护士学校确实有些益处：①可以在短期内培养大量护理人员；②临床教学资源丰富；③学生的临床工作能力强。但医院办学普遍存在的缺点也是显而易见的：①师徒式教学，综合教学实力较弱；②学制不规范；③学生视野较窄。

江西近代护理教育肇始于美国基督教新教教会（美以美会）创办的九江但福德护士学校，到1949年底，江西教会医院开办的护士学校有九江但福德护士学校、九江生命活水医院护士学校（护士班）、南昌医院护士学校（后更名为南昌真毅高级护士学校）、南昌妇稚护士学校（江西省妇幼保健院，"历史沿革"中记载该校创办于1926年，但笔者目前仍未查到相关资料）、南昌圣类思实用职业学校、赣州仁爱护士学校6所。

第一节　九江但福德护士学校

1858 年，《天津条约》签订，九江被英国列强强行辟为通商口岸。1861年，随着《九江租地约》的签订，九江开始设立租界。九江成为江西省最早受到基督教青睐的地区，西方教会派出不少传教士到九江建教堂、办学校、开医院（诊所）进行传教活动。自此一百多年来，由于历史与社会的变革，东西方文化的碰撞与交流，西学东渐，兴教图强，九江这块承载着中华传统儒家文化的土地上开始出现近代教育文化的曙光，小学堂、中学堂、护士学校等一批教会学校相继出现。

一、但福德医院的创建与发展

1872 年，美国美以美会海外妇女布道会派遣第一批独身女传教士昊格矩（Gertrude Howe）女士和霍格（Lucy Hoag）女士来到九江。1873 年 1 月她们便在九江土桥口（今九江大中路与庐山路交会口"九九商城"位置）租房开办半日女子学校，后迁址到城外南门口，因校内有几十株桑树而更名为桑林书院，后又为纪念捐赠人而更名为儒励女子中学（今同文中学与双峰小学位置）。

1892 年，九江牧师石宅嵋之女石美玉和昊格矩养女康爱德（1896 年回国后改名康成）在九江儒励女子中学毕业后（该校首届毕业生），昊格矩便带着 18 岁的石美玉、康爱德及另外 3 个男孩乘坐"爱德华号"轮船从上海到旧金山，然后再搭乘太平洋铁路列车前往美国密歇根州，参加密歇根大学的入学考试。石美玉、康爱德顺利考入当时招生政策最严格的美国医学院之一——密歇根大学医学院，同年该医学院录取的女生不过 5 名。

1896 年 2 月 10 日，美国美以美会在九江儒励女子中学开办诊所。1896 年秋（有的记为 8 月，有的记为 9 月），石美玉和康爱德[①]从美国密歇根大学医学院毕业，作为海外妇女布道会正常任命的传教士回国到该诊所就职。据加拿大华人作者山野在《行医者——康成和石美玉》中的记述：在九江英租界外洋街临街租一间长二十八尺、宽二十尺的门面开办诊所，一间作诊室、一间作等候室、一间作换药室（石美玉在写给美国友人寻求资助时是这么表述的）。为了谋求诊所的发展，解决医疗设备及药品不足等困难，石美玉常与在美国结识的好友、芝加哥医院丹福斯医生联系求援。随着患者的日益增多，原先狭小的诊所已难以开展医疗救治工作，石美玉即向基督教美以美会和美国友人求助，募集资金筹建医院，扩大诊疗规模。丹福斯先生为纪念其因患妇科疾病去世的妻子而决定捐资兴建但福德医院（Elizabeth Skelton Danforth Memorial Hospital，伊丽莎白·斯凯尔顿·丹福斯纪念医院，国内称但福德医院），委托石美玉全权负责在九江筹建但福德医院（现九江市妇幼保健院的前身，图2-1）。但福德医院先期建设经费有：医生捐款5000美元，海外妇女布道会拨款2000美元，石美玉和康成近一年节省的300美元，昊格矩和她的朋友各自捐赠500美元。石美玉承担主要建院筹备工作，石美玉、康成构思蓝图，由美国芝加哥建筑师细化图纸，提供专业的指导，毕业于耶鲁大学工程学专业的传教士雷克先生担任工程建筑主管。

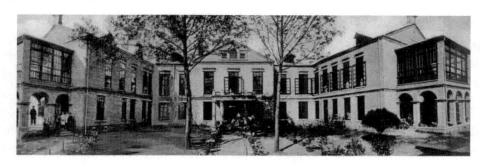

图2-1 但福德医院

医院的圆形拱门后的小路通往一座灰色砖石两层建筑，辅以花岗岩和石灰岩。医院一楼的门楣上写着"Elizabeth Skelton Danforth Memorial Hospital"（伊丽莎白·斯凯尔顿·丹福斯纪念医院）。医院设有诊室15间，以及宽敞通风的病房、康复室、外国人病房、日光房、暗房、办公室、接待室；手术室有天光照亮，设有玻璃与搪瓷手术台；消毒室里有各种蒸馏、消毒设备；药房里整齐摆放着现代医学器具、药品、精密的显微镜、电池等。医院设病床96张，还有1个图书室。医院每一个地方都显现着设计者的用心。

1901年12月7日，新建的但福德医院正式开业，石美玉为首任院长。一些居于九江的外国人、美以美会华中地区教会成员（如摩尔主教、毕比医生、赫怀仁医生等）、九江政府官员及很多本地朋友均到现场庆贺医院开业。

二、但福德护士学校创建缘起与历史沿革

(一)创建缘起

英国是科学化的护理学发源地,美国的护理模式与发展也堪称世界一流。英、美等国教会组织派遣一批批经过专业化训练的护士赴中国传教和开展护理工作,西方的医院管理和护理教育模式随之引入中国。

教会医院开办护士学校在中国近代成为一种常见的模式。20 世纪初,英、美两国是当时在中国传教和建立医院的主要国家。随着教会医院数量不断增多,护理人员严重匮乏,一批西方护士来到中国开始从事临床护理和培养、训练中国护士,以满足教会医疗事业发展的需要。中国早期护理教育主要依赖于英、美护士的帮助,各医院自行训练护士,一般是有一所医院或诊所,就相应成立一所护士学校。1900 年至 1915 年,英、美教会在华所办护士学校达 36 所。大多数护士学校一无专职教师,二无统一教材,教师多由医院医生和病房护士长兼任,教学以操作为主、理论讲授为辅的师徒带教式教学方式,缺乏统一的标准,教育水准较低。

石美玉和康成深刻认识到要想在中国建设西方式的医疗保健体系,尤其是西方式的现代医院,培养训练有素的护士与医生一样重要。最早培训医疗助手的中国女医生当属石美玉和康成。为了顺利开展诊疗工作,她们在 1896 年开办诊所时即进行医疗与护理助手培训。美以美会 1896—1897 年的会议记录中有一段来自康成信件的摘录(图 2-2),提到"有 3 名在女校中待了 5 ~ 6 年的女孩,现在选择把护理工作作为她们毕生的事业。"[15]

Founding of Danforth Memorial Hospital Training School for Nurses

Kang and Shi began training nurses soon after they opened their medical practice in 1896. The 1896—1897 WFMS minutes contain an excerpt of a letter from Kang in which she mentions that "there are three girls who have been in the girl's school from five to six years, and now choose to take up nursing as their life work." For at least the first few years, it appears that the girls in the Jiujiang mission school provided practically the only source of nursing students for the Danforth hospital. The initial training that these students received appears to have been fairly rudimentary: Kang explained that the girls "assist in the dispensary, help make up the drugs, attend to the hospital patients. and recite two lessons to us every day." Even in 1896, however, Kang and Shi seem to have planned to offer more advanced training, as Kang added, "Later on we hope to have them assist in our operations and go out with us when we need them."

图 2-2　石美玉和康成训练培养护士的文字记录

为了解决护理人员缺乏和医院发展需要之间的矛盾，为了训练专门的护理人才，但福德医院 1901 年正式开业的同时开办了但福德护士学校（Danforth Memorial Hospital Nursing Training School），学校开设在医院内（现九江市甘棠南路 15 号九江市妇幼保健院），办学经费由医院提供，校长由石美玉兼任（图 2-3，图 2-4）。

石美玉和康成在中国建设护理专业的过程中发挥了中坚作用。石美玉把构建中国护理职业放在工作的首位。她对护理的构想融合了传教士关于基督教女性的观点和中国改良派关于中国妇女在创建强盛国家历程中处于中心地位的论述，开创了对中国妇女作为医生和护士，从事医疗事业，为国家建设做贡献的新构想。石美玉堪称中国近代护理教育的先驱。虽然石美玉希望她的护士学校能够吸引更多受过良好教育的学生，但事实上，她的学生几乎全部来自贫困家庭，仅少数受过正规的学校教育。如石美玉的得意门生张彩云提出自己有个远房表妹叫伍哲英，从福州公理会女子学校毕业后借住在她家里。伍哲英是个孤儿，想来护士学校学习，最终这一心愿也得以实现。石美玉坚持向学生强调和灌输护士应是"高素质，有教养"的形象，不少学生经过护士学校的学习，增强了自信，提升了素质，对未来的生活充满了希望，但福德护士学校从一开始就代表了一种向上的力量。美国学者施康尼说："义和团运动之后的时代变化加强了石美玉作为中华人民共和国女性典范的地位，她在中国改良派中的声望变得更加牢固。"石美玉的护士学校成为中国改良派和革命家关于中国妇女如何更好地为创造一个强大的中华人民共和国做贡献的系列探讨的一部分。

据资料记载，1914 年春，石美玉为护士学校 20 名护士讲授"夏日双腿坏死的护理"，讲解时用中文，课本为中英文双语。课后，由护校主管伍哲英汇报当年在九江城区开展的公共卫生讲座情况（含结核病预防、妇女产前保健、婴儿喂养、疫苗接种、鼠疫预防、消灭蚊蝇等主题），其中妇婴保健主题在当时备受欢迎，听众达几百人。

1924 年，但福德护士学校经中华护士会正式注册，此后，毕业生可加入中华护士会。1937 年，抗日战争全面爆发，但福德护士学校被迫停办。但福德医院被日军占领，收治伤病员和日本侨民，并改名为同仁医院，直到 1945 年 8 月。1945 年 11 月，美国卫理公会接管医院，并拨专款修缮，由美国人陶玛利任院长，医院恢复各科工作。

（二）历史沿革

1. 但福德护士学校

1901 年石美玉创建但福德护士学校并亲任校长，直到她 1920 年春离开九江前往上海，在任时间长达 20 年。但福德医院及其护士学校虽然由教会主办，办学经费由医院提供，但石美玉坚信中国妇女有能力管理好医院。因此，但福德医院及其护士学校在 20 世纪 20 年代前是由中国人管理的。

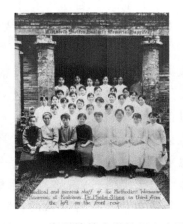

图 2-3　但福德护士学校师生合影　　图 2-4　但福德医院的医生和护士合影

但福德护士学校是江西省最早的护士学校，其招生对象为初中毕业生或同等学力者，大多为基督教教徒之女，初期毕业生大多数留院工作。

但福德护士学校注重培养护士的博爱、奉献精神，强调学生学习护理专业的目的是为人类服务，非常重视学生实践能力的培养，注重培养学生的独立判断能力，使学生通过护理职业来为增强国人的健康和促进国家的强盛做出贡献，这在那个时代是难能可贵的。石美玉被称为"中国西医中最早制订计划把现代医疗服务送到农村的人"，她带领学生上门接生，到农村进行巡回诊疗，分派"访问护士（visiting nurse）"到农村社区开展预防结核病、灭蝇防蚊、产前保健等健康教育。如 1914 年天花流行时，但福德护士学校分派护士为九江及周边地区 3000 名儿童接种牛痘。同时学校为了提高学生的文化素养和业务素质，石美玉院长亲自授课，并把外文资料译成中文，还编写了适用的教材（图 2-5）。

1920 年春，石美玉离开九江赴上海创办伯特利教会和伯特利医院，九江但福德医院由毕业于美国霍普金斯大学医学院的石非比（石美玉胞妹）负

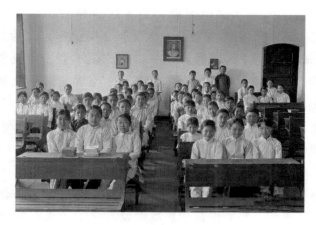

图 2-5　但福德医院护士在上课

责，伍哲英担任护理部主任兼护士学校校长。1920 年至 1937 年但福德护士学校历任校长为伍哲英、陶玛利、孙克兰、项克礼、谢东臣等，后 4 位均为美国人。

据记载，1909 年但福德护士学校首届有 5 名护士毕业。1914 年学校有学生 20 名，1919 年学校有学生 35 名。但福德护士学校 1901 年至 1937 年共招生 12 届，为社会培养了中华护士会首任中方会长、"中国护士之母"伍哲英（毕业于 1912 年）等 100 余名护士，成为庐山脚下培养白衣天使的摇篮，其办学实践成为中国早期护理教育的范例。

2. 私立但福德医院附设高级护士职业学校

美国人陶玛利接任院长后对护士学校复校工作不遗余力，如基金筹措、设备充实、校舍增建、老师遴聘、交流经营等煞费苦心，并敦请留美医学博士、中正医学院院长王子玕为董事长，以及毕业于湘雅医学院护理学专业的汤斌女士为校长，负责主持校务。在汤斌的奔走呼号下，加上但福德医院护理人员紧张，1946 年 9 月，经江西省教育厅批准，在医院内复办护士学校，定名为私立但福德医院附设高级护士职业学校，汤斌任校长，招收学生 30 余名。复校后，学校设有教室 2 间、图书室 1 间、实验室 1 间、宿舍 5 间、办公室 1 间、储藏室 1 间。办学经费仍由医院支付，每年约为 4000 美元，分两次拨付。

3. 江西省立九江专区护士学校

1949 年 5 月 17 日九江城区解放后，但福德医院照常开诊，护士学校照常办学。学生需经考试方能入学。入学时要交 3 担米，30 块银圆。

学制 3 年半，前半年是上课学习期，经考试合格后，学生统一剪短发，进行加冠典礼，戴护士帽，穿校服（校服上有年级标志，为蓝衣、白领、白袖套装），成为学校正式学生。经考试，成绩不合格者则留级或淘汰。学习的基础课程有：护理学、英语会话、伦理学、医用化学、解剖学、外科学（含妇科）、内科学（含儿科）、药物学等。实行半工半读制，半天读书学习，半天到病房护理，课时逐渐减少，临床实习逐渐增加。在校期间，一年级到医院进行初级护理，二年级做护理工作，三年级做护士长。

1951 年 8 月 3 日，经江西省人民政府批准，但福德医院更名为江西省立九江专区人民医院，私立但福德医院附设高级护士职业学校更名为江西省立九江专区人民医院附设护士职业学校，并呈报江西省人民政府备案，由江西省卫生厅主管，九江专区代管。1951 年 8 月 21 日，江西省人民政府批复九江专署，将江西省立九江专区人民医院与原九江人民医院合并，将江西省立九江专区人民医院附设护士职业学校更名为江西省立九江专区护士学校，由江西省卫生厅主管，九江专区代管。江西省立九江专区护士学校先后由九江专区人民医院副院长殷粹和、内科医生钮先滋负责[16]。同时，护士学校迁入九江市溢浦路（原英租界海员俱乐部——波萝海军俱乐部，现浔阳区公安局、九江消防支队所在地）与江西省第三医士学校同用一校园。原私立但福德医院附设高级护士职业学校校长汤斌于 1951 年底离职。

4. 江西省九江卫生学校

1951 年 10 月，江西省第三医士学校在九江成立。1952 年 1 月，江西省立九江专区护士学校、江西省第三医士学校与南昌卫生学校医士专业合并，更名为江西省九江卫生学校，由九江专署主管。九江卫生学校招收初中毕业生，设医士、护士专业，学制分别为两年半、两年。1954 年 2 月，江西省卫生厅拨款 36 亿元（相当于现在约 36 万元）在九江市大中路 100 号（现浔阳东路 57 号）兴建九江卫生学校新校园（现九江学院庐峰校区）。新校园建有实验大楼 2 栋、学生宿舍 1 栋、教工宿舍 2 栋、食堂兼礼堂 1 栋，极大地改善了办学条件。1955 年 8 月，江西省卫生厅开设九江医士学校，该校的主体是由宜春迁来的宜春医士学校。九江卫生学校被拆分，医士专业并入九江医士学校，护士专业 2 个班 160 余名学生和部分设备及大部分教职工迁往南昌，与南昌卫生学校的护士班合并，更名为江西省南昌护士学校，其学校人员以九江卫生学校人员为基础。至此，创设于 1901 年的九江但福德护士学校历史沿革及其在九江的护理教育可以说已告一段落。

5. 九江医学专科学校

1958 年 6 月，国家在江西省九江卫生学校的基础上成立九江医学专科学校（附设九江医士学校）。1959 年 4 月，九江医学专科学校纳入九江大学体制，更名为九江大学医疗系（附设九江医士学校），同年 12 月撤销医疗系，于 1960 年 3 月单独成立属大专体制的九江医学院（附设九江医士学校）。1961 年 10 月，宜春医学专科学校在校学生及部分教师并入九江医学院。1962 年 8 月，九江医学院更名为九江医学专科学校，并接收赣东北大学医疗系在校学生及部分教师，由江西省卫生厅直接领导。1963 年，九江医学专科学校成为国务院认定的全国 14 所高等医学专科学校之一。1968 年 12 月，九江医学专科学校一度停办，九江专区后于 1969 年 10 月启动学校的复校工作，校址设在庐山（今牯岭莲谷路上）。1972 年 9 月，九江卫生学校从庐山迁至原九江医专校舍，1973 年 5 月更名为九江地区卫生学校，并成立附属医院。1973 年经推荐入学招收中专护理专业学生 90 名，学制 2 年。至此，九江被停办了 18 年的培养护士的卫生学校得以恢复。1978 年，按卫生部颁布的中等卫生学校教学计划试行草案的规定，护士专业学制为 3 年。截至 2007 年，中专护理教育培养了 31 届共 6166 名毕业生。1983 年至 2005 年培养了 6 届共 414 名助产专业学生。

1977 年，国家恢复统考招生制度。1978 年 9 月，九江地区卫生学校更名为江西医学院九江分院；1984 年 8 月，更名为九江医学专科学校（1986 年代管九江市卫生学校），招生对象为高中毕业生，每年招生 200 名。1994 年 12 月 15 日，江西省教委同意九江医学专科学校开设大专层次护理学专业，于 1995 年开始招生，规模由每年 50 名逐步扩大到每年 300 ~ 400 名。

6. 九江学院护理学院

2002 年，经教育部批准，九江财经高等专科学校、九江师范高等专科学校、九江医学专科学校及九江教育学院 4 所高校合并组建为九江学院。九江学院内设护理学院，开展护理本科教育，每年招生 200 名。

三、办学规模与教育教学

20 世纪初，英、美两国是当时在中国传教和建立医院的主要国家。

中国早期护理教育受英、美两国影响颇大但整体教育水平较低。但福德护士学校是当时中国护理教育的一个缩影。但福德护士学校创办之初，教材多为英文，中文教材紧缺，无法满足学生学习要求，石美玉亲自动手翻译教材，以满足教学之需。为了提高护士的文化素质，石美玉和胡遵理创造性地利用教会创办的九江诺立神道女校为护士补习物理、化学等高中知识。

1946 年 9 月，护士学校开始招生（未经考试），学制 3 年半，此后每年招生 1～2 届（均须经考试入学）。第三、第四届学生的学制改为 3 年，第五届及以后改为 2 年半，学校无专职教师，课程由但福德医院医务人员兼任，另有一职员协助校长工作兼教授国文。教材使用全国统编教材和讲义，开设课程有国文、政治、历史、外国文、化学、个人卫生、解剖生理学、细菌学、药物学、护士伦理学、护士历史、护理学、护理技术、宗教学、营养学、心理学、外科、内科、产科、物理治疗、小儿科、个案研究、公共卫生、妇产科护理学、精神病护理学、护士职业问题等，总计6800 学时，其中实习期为 4600 学时。

但福德医院收治的患者从 1903 年的 1 万人增加至 1919 年的 2.1 万人，因此学校非常强调培训护士的独立判断能力和解决问题的能力，以此来应对如此大的工作量。

四、学生管理

但福德护士学校的招生对象为初中毕业生或同等学力者（大多为基督教教徒之女），学制 3 年半（学生入学头半年为试读期。在试读期若不能耐心服务大众，则令其退学），实行半工半读制。学生除在实习期（6 个月）交伙食费外，其余一切费用由医院拨给。学生在护士指导下，承担医院绝大部分护理工作，每天学习、工作时间超过 10 小时，假期停课但照常工作，每年只有 2 周休假时间。学校对学生管束严格，有的学生因学业负担繁重、生活困难或患病等原因而中途退学。

但福德护士学校虽然由教会主办，但是早期（1901—1920）却是由中国人自己管理。学校也很重视学生实践能力的培养，除护理工作外，还要承担部分医疗工作，不将护理工作看作辅助工作，而是将其作为一门专业。由于办学质量和声誉日益提高，办学规模不断扩大，毕业生大部分留院工作，部分学生去公立医院或其他教会医院工作（图 2-6）。

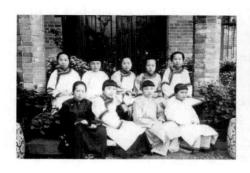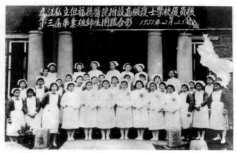

图2-6 但福德护士学校毕业生合影

1914年，为了促进西方医学在中国的发展，成立于1914年的CMB［美国中华医学基金会（China Medical Board，Inc. 简称CMB），最初是洛克菲勒基金会的第二大项目，负责对1913年洛氏中国医学委员会研究项目的实施］派出代表团考察中国的西医医院和护士学校。他们认为要想在中国建立现代化医院，建立一支训练有素的护士队伍就极为关键。1914年，美国洛克菲勒基金会派人员来九江考察，考察团对但福德护士学校大加褒扬，称赞但福德护士学校是中国最优秀的护士学校之一，称赞护生为"一群聪明伶俐的女孩"，考察团一位成员还在一份报告中称"但福德护士学校值得发展"，并给予1个赴美留学护士奖学金指标（当时全国仅3名）。石美玉为但福德医院的护士伍哲英成功争取到了这个赴美国约翰·霍普金斯大学护理学院留学的名额。1915年，石美玉还从CMB为自己争取到1200美元资助赴美国约翰·霍普金斯大学医学院研修1年。

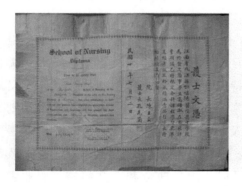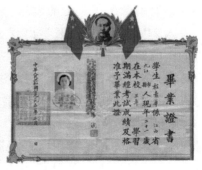

图2-7 但福德护士学校毕业证书

1901—1920年这段时期，石美玉致力于将护理从中国传统观念中所谓的低等的"苦力"转变成为一个具有专业技术的职业（图2-7）。她希望中国护士成为受人尊敬的职业，能够参与国家的建设，同时改变外国人眼中对中国妇女地位低下、落后的偏见。

但福德护士学校1901—1937年间共招生12届，毕业生共105名。"中国护士之母"伍哲英也为该校毕业生。1946—1951年间共招生7届，学生共126名；其中顺利毕业3届，毕业生共22名。1950年入校的学生参加了抗美援朝救护活动。1951年在校学生共37名。

五、办学经验与成就对新时代护理教育的启示

但福德护士学校自开办以来，实行"校院一体，医教结合、学做合一，半工半读；仁心济世，厚德笃行"的办学方针。学校以南丁格尔为榜样，对学生进行现代护理技能训练，培养的护士不仅能护理患者，还能全面了解患者心理、家庭、职业和社会环境，向患者宣传防病胜于治病，以及出院后如何保持身心健康。让学生明确护理工作的任务是恢复和促进健康、预防疾病、协助康复、减轻病痛；让学生知道护理学是结合科学、伦理与艺术的一门学科。学校教育学生把真诚和爱心无私地奉献给每一位患者，像南丁格尔那样"燃烧自己，照亮别人"，培养了伍哲英这样一代又一代专业优秀的护士，成为庐山脚下培育白衣天使的摇篮。

但福德护士学校为江西近代史上第一所护士学校，办学历程充满了曲折与坎坷，也闪烁着成就与光辉，实现了从"师徒传授"、中等教育到高等教育（专科、本科）发展跨越，推动了江西近代护理教育的发展。九江学院护理学专业2019年获批教育部省级一流专业建设点，为我国医疗卫生保健事业的发展做出了一定的贡献。

进入21世纪，现代医学出现了由治病医学转向预防保健医学、由关注人的疾病转向关注人的健康、在重视科技作用的同时更加重视人文关怀三大转向。九江学院的护理教育坚持以习近平新时代中国特色社会主义思想为指导，切实履行立德树人的根本使命，遵循《"健康中国2030"规划纲要》《护理学类教学质量国家标准》及《关于促进护理服务业改革与发展的指导意见》等文件精神，积极开展服务健康中国战略的护理专业教学改革研究，构建"以护理岗位胜任力为导向，护教融合和人文精神、职业素养与专业教学融合，优化教学资源、课程结构、教学内容，加强大健康观念、创新能力培养、国际化视野、专业方向培养"的"一个导向，二个融合，三个优化，四个加强"护理人才培养教学改革方案，着力培养适应健

康中国战略需求的高素质应用型护理人才。

（一）构建培养方案

博爱、奉献是护士人文精神的核心。在但福德护士学校，石美玉也曾特别强调培养护士的利他主义和奉献精神，告诉学生学习护理的目的是更好地为人类健康服务，通过从事护理职业来为增强人民的身心健康和促进中华民族的繁荣昌盛做贡献。现在我们要把思想政治教育和医德培养贯穿于在校教育教学的全过程，推动人文教育和专业教育有机结合，搞好课程思政。尤其要注重培养学生人文关怀精神和人际沟通能力，使学生具有高尚的职业道德和关爱患者、尊重他人、尊重生命、团队合作的良好职业素养。

（二）设计课程体系

依据教育部教学指导委员会对专业设置的规范要求，以护理专业国家认证标准为基础，依照构建的人才培养方案，参照护理岗位胜任力5项一级要素及28项二级要素的要求，构建以核心课程为中心，突出特色课程，设置选修课的护理本科课程体系。

采取"实训+见习+实习"三阶段渐进式实践教学模式，形成基本护理技能、临床护理技能、人文护理技能和特色社会护理服务课程群，实现课堂与临床零对接。加大实验实训课时，实践与理论教学课时1：1。在基本性实验的基础上，增设综合性实验和创新性实验。

加强网络教学资源建设，构建精品在线课程、慕课（MOOC）等现代化教育教学平台，《护理学基础》《院前急救》《护理心理学》分别于2019年和2020年被评为省级精品课程，形成线上、线下混合式教学体系，满足学生自主学习需要。

健全创新创业教育课程体系，依托大学生创新创业训练项目、教师科研项目、学科竞赛、毕业论文等激励和引导学生参与创新实践，培养创新性思维，提高创新能力。

（三）改进教学方法

综合运用案例分析法、基于问题的学习、情景模拟法、项目教学法等教学方法，应用信息化教学手段，创造个性化学习空间。护理学临床专业课程应用"任务驱动"教学方法，护理专业选课采取"参与式和体验式"教学、"角色扮演"教学、"辩论式"教学法。依据《"健康中国2030"规划纲要》提出"加强医教协同，建立完善的医学人才培养供需平衡机制"的新要求，建立与医院、社区合作机制，创设双师课堂，使教学和临床无缝对接。

加强护生公共卫生和预防医学教育。现代医学发展理念要求将医疗健康服务扩展到预防、诊疗和康养，做到以健康促进为中心，服务于生命全周期、健康全过程。党和政府也高度重视公共卫生工作，逐渐构筑强大的公共卫生体系。之前但福德护士学校也十分重视教育护士做好公共卫生护理，组织学生对妇女开展健康教育，深入城乡举办公共卫生知识讲座，传播常用的公共卫生知识，向民众宣传搞好家庭卫生和环境卫生，开展预防接种。目前的护理教育比较偏重于医院内的临床护理教学，学校也要重点加强护生的公共卫生和预防医学、传染病防治知识和公共卫生突发事件应对等教育，使学生毕业后能更好地为保障人民健康服务。

开辟具有专业特色的社会实践活动基地，让学生走进医院、社区、母婴中心、养老院等机构，早期接触临床和社区，宣教社区卫生保健、疾病预防知识和常见病、多发病的健康知识，强化妇儿、老年、康复护理实践，增强学生专业自豪感和社会责任感。学校获批国家级大学生创新创业项目5项、省级项目10项，如"社区健康驿站——个性化健康中心""VR/AR体验式课堂——护理虚拟实验教学模式的研究与创新实践""以互联网为基础的'共享护士'居家护理方案研究""童品汇乐园"等。

（四）完善质量评价体系

探索适宜的形成性评价体系，注重过程评价，全方位考核学生的综合能力和综合素质。对知识、技能等能客观衡量的护理岗位胜任力要素，通过理论考核和实际操作进行评价；对沟通能力、组织管理能力、评判性思维能力等无法进行客观衡量的护理岗位胜任力要素，通过小组汇报、专题讨论、角色扮演等进行评价。

学生在第二届全国护理专业本科学生临床技能大赛中获团队二等奖（位列参赛的91所高校第九位）；在江西省大学生科技创新与职业技能竞赛中获团队二等奖；在教育部高等学校大学计算机课程教学指导委员会、中国人工智能学会举办的第二十一届中国机器人及人工智能大赛（机器人类创新比赛）中"输液吊瓶助手"获得三等奖；在九江学院第五届"互联网+"大学生创新创业大赛中"3D虚拟仿真护理""福乐康颐养园""摩旅生活"均获得三等奖。2017—2020届毕业生就业率、执业资格考试通过率、岗位胜任力（含职业道德素养）均在96%以上。

（五）加强师资队伍建设

实施《九江学院高层次人才引进办法》，开展国际合作与交流，建立一支"四有""双师型"教师队伍。目前学院的专任教师中有博士4人、在读博士4人，将继续引进或培养护理学专业博士2人。2019年，在全国护理本科院校教师临床技能竞赛中获个人二等奖、三等奖各1项，团体二等、三等奖各1项；在2019年江西省第二届高校移动教学大赛中获优秀教师奖；获2016年全国护理青年教师授课比赛优秀奖1项；获2020年江西省青年教师讲课比赛二等奖1项。护理学专业在2019年被评为教育部"省级一流本科专业建设点"。

第二节　九江生命活水医院护士学校

一、生命活水医院创建与发展

1893年，美以美会在"埠阆小学"增设诊所，取名"生命活水"。生命活水医院（The Water of Life Hospital）是美以美会在江西九江建立的一所综合医院，医院的名称"生命活水"，英文为"Water of Life"，来自《圣经·启示录》中"愿意的，都可以白白取生命的水喝"。

生命活水医院的建立者是裴敬思（Edward Carter Perkins），美国康涅狄格州哈特福德市人，生于1875年7月11日，是一名富有的银行家之子。他开始时学习法律，后来决心投身医疗传教。1910年，裴敬思携同其母亲第一次到九江专程拜访但福德医院院长石美玉女士。1913年，他加入美以美会江西布道会，开始医疗传教生涯。裴敬思到达九江后在马王坡（今裕华批发市场对面，原九江印刷总厂）开办诊所（图2-8）。

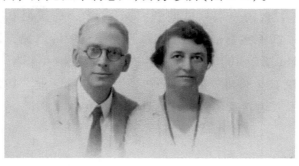

图2-8　裴敬思夫妇（美国德鲁大学卫理档案馆提供）

1915 年，诊所运行了很短一段时间。1916 年，裴敬思又在金陵大学医院（现南京市鼓楼医院）工作 1 年。1916 年医院迁至九江大校场，更名为生命活水医院。1918 年 9 月 20 日，生命活水医院真正开始运行。1919 年春，鉴于医院建筑面积太小，难以应对较大的工作量，美以美会允许医院使用教会的一所洋楼作为肺结核病房（图 2-9）。

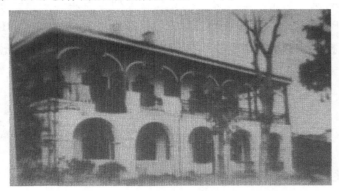

图 2-9　早期医院住院楼

1923 年秋至 1924 年 9 月，裴敬思和美籍职工返美休假，医院大部分护士被送到南京、芜湖、南昌等地医院协助工作或学习，医院因人力有限，未能对普通民众开放。1925 年，医院购置两块地皮，扩大规模，兴建医疗用房和医生宿舍。1926 年，北伐军进取江西，九江战事激烈，医院收治了大量伤员。据资料记载，仅同年 10 月医院就收治重伤员 153 名。美以美会有 40 多名联络员协助医院工作，每天完成大量清创和包扎伤口任务。但福德医院也派出护士，协助医院门诊和住院部的护理工作。1927 年春，医院与九江政府协商，再购得塔岭南路一块地皮，拟在此建新医院。孙中山先生曾为医院题写"生命活水医院"院名。1932 年春，医院一栋三层楼的新建筑落成（大楼为三层西式建筑，高 12 米，建筑面积 1272 平方米，砖混结构，由九江王盛营造厂承建），医院迁至塔岭南路，即现九江市第一人民医院院址（图 2-10）。1935 年，该院开始收治女患者。1938 年 7 月，因抗日战争医院被迫停业。1947 年初，医院重新开业。1951 年 10 月 27 日，九江市人民政府接管医院，改名为九江专区人民医院。

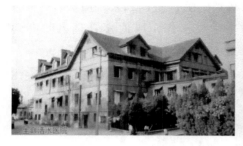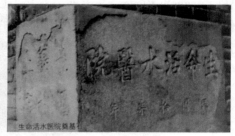

图 2-10　生命活水医院

1923 年 10 月至 1924 年 10 月，医院给美以美会年议会的报告中提道：生命活水医院有外籍医生 1 名、外籍护士 1 名、华人医生 1 名、华人护士 5 名、实习医生和助理医生 8 名，全院工作人员共 66 名。裴敬思担任医院院长长达 36 年，医院建设、维持所需的资金主要来自他的个人财产，而且他在医院工作不领工资。裴敬思的妻子（婚前姓 Phillip，大家尊称其为裴师母，美国纽约州扬克斯市人，两人于 1916 年结婚）也在医院工作，一直担任医院秘书和会计主任。

生命活水医院刚建立时，因美以美会已在九江建立了一家妇幼医院（即但福德医院），生命活水医院最初只接收男患者。从 1936 年开始，生命活水医院也接收女患者，而妇幼医院则侧重于妇产科和儿科疾病的诊治。

1950 年，裴敬思夫妇离开九江返美。政府接管医院后更名为九江专区人民医院，后又更名为九江市第一人民医院至今。裴敬思故居位于塔岭南路，至今仍保有原样。

二、生命活水医院护士学校

1922 年 2 月 20 日，之前在南昌妇幼医院（同为美以美会开办的医院，由来自九江的康成女士建立）工作的美国密歇根州人伊丽莎白·范德蒂尔（Elizabeth Vandertill）来到生命活水医院，担任护士长（图 2-11）。1922 年 9 月上旬，医院开始护士培训工作，成立了 6 名成员组成的教学班子。同年，添加了 1 间护理主任办公室、1 间教室、5 间护士宿舍、3 间护理办公室。1925 年，美国人溥乐（Deanetta Ploeg，又称溥大小姐）来到医院，接替因健康状况而不能继续工作的范德蒂尔。1926 年 12 月，溥乐的妹妹溥伯喜（Elizabeth Ploeg，又称溥二小姐）也来到医院，姐妹二人一同负责护理工作和护士的培养，溥乐集中力量抓护士学校工作，溥伯喜管理当时有70张病床的病房护理工作，直到1950年二人回国。

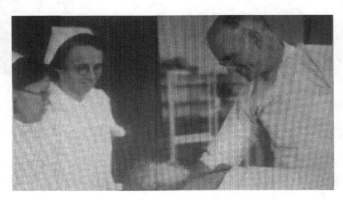

图2-11　裴敬思与护理部主任伊丽莎白·范德蒂尔为患者治疗

1924年，生命活水医院开办护士学校，招收初中毕业生或具有同等学力的未婚女青年，学制3年，采用半工半读的教育模式。学校对学生管束严格，要求苛刻，学生每天学习与做助理护士的时间达10小时之多，还要轮流值夜班。学生星期日回家不得超过2小时，事先必须请假，获得批准后方可离校。学校没有专任教师，授课教师及指导实习教师全部由医院医生或护士兼任，教师上课没有统一教材，有的是使用自编讲义。1940年，护士学校注册名单中记载有九江生命活水医院护士学校，校长溥乐（外籍）[4]。1947年8月，生命活水医院开设高级护士学校，学制3年，之后学校何时停办的目前仍未查到相关资料。

第三节　南昌医院附设护士训练学校
（真毅高级护士训练学校）

一、南昌医院的创建与发展

据《江西省人民医院志（1897—1997）》第1页记载，1897年，美以美会江西年议会在南昌市德胜门环丘街传教士住宅大院设立了一家临时诊所，供留美医学博士、医生康成来往九江、南昌两地行医使用，此诊所也是南昌医院（今江西省人民医院）的前身。1901年，美以美会国外布道团总部（The Genaral Board of Foreign Missions of the Methodist Episcopal Church）派遣美籍传教医生查理（Charles）接替康成。查理先在芜湖医院学习汉语和工作，直到1903年3月才来到南昌。查理到南昌后即在南昌市德胜门外环丘街8号（今爱国路92号）买了一块地皮，建了一栋房子，并在一间不大的房间（约4.5平方米）里开设诊所。当时南昌地区仅有中医，他运用不同于中医传统治疗方法的西医技术诊治患者，取得显著疗效，在当地颇受欢迎。

1906年，查理在购买的地皮上建了一栋医生住宅，并开始建门诊楼。1907年4月，新门诊楼正式投入使用。1908年，在查理的主持下，诊所在原址上扩建为医院，设立了门诊部、住院部，并定名为南昌卫理医院（又称南昌医院），这是南昌地区最早开办的西医医院（图2-12）。

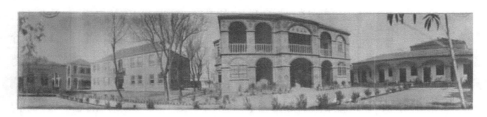

图2-12 南昌卫理医院

1908年春，查理回美国休假。同年12月教会又派美籍高爱理（Alice Spereer Gale）医生和其丈夫高富绥（Frank Gale）到南昌学习汉语，高爱理在医院工作，高富绥则在南昌一所美以美会教堂任传教。

1909年秋，查理从美国回到南昌，与查理一同来南昌的还有乔治（John George）、王翰（Wang Han）。至此，医院已接诊患者达3000余人（包括外出门诊397人）。在3位医生的努力下，医院继续发展。到辛亥革命前夕，接诊的患者超过5500人，施行了18例大手术和196例小手术。1911年，辛亥革命爆发，3位医生没有前往上海避难，仍然留在南昌，在南昌美以美会的一所教堂里开设诊所。

1911年底，南京美以美会医院要求查理去南京工作。此时，王翰开始计划筹建医院二层带通廊的病房。1912年，病房建成并投入使用，床位数明显增加。1912年12月，高爱理由于身体状况不佳，紧急回美国施行大手术。1914年，王翰被美以美会年议会任命为医院负责人。1916年，王翰因美国家庭缘故返回美国。

高爱理在王翰1916年返美前回到南昌，当时她的助手只有一位未经正规医学教育的中国医生。1922年4月，在高爱理回美国度假前，康奈尔大学医学院毕业的美籍传教医生布莱顿（Brighton）②被派往南昌医院。1923年，医院接收治疗的患者超过25800人，其间华人医生张医生（Y. T. Zhang）、李医生（女）、杨医生（C. S. Yang）来到医院，医院又派2名华人护士去学医。1923年秋，议会派美国加利福尼亚医学院毕业的美籍医生利贝（Libby）③从芜湖来南昌医院工作。1924年春，库克思（Cookson）医生也由芜湖来南昌医院，同时护士以利玛也来到南昌医院工作。医院的护理工作较以前也大有改观。建院之初，医院护理人员由男工担任，仅收治男患者和儿童，开展一般外科小手术。

1924年秋，毕业于山东齐鲁大学医学院的华人医生常医生（Y. C. Chang）和毕业于湖南湘雅医学院的华人医生吴绍青来到南昌医院，提高了医院的医疗和管理水平，医院开始步入规范化管理。当时门诊部分设内科、外科、眼耳鼻咽喉科、妇产科四个专科门诊，设立化验室、药局、挂号室、收费处，建立了病历书写、挂号、收费等制度。在医疗设施十分简陋的条件下，南昌医院在省内首先开展了胃切除、剖宫产、白内障、扁桃体摘除等手术，享有较高的声誉。

1928年，吴绍青任南昌医院院长，为该院第一任中国籍院长。1929年，吴绍青发起成立江西麻风救济会，募捐创建麻风病医院。

1929年，医院新住院部大楼落成，高五层，设有一、二、三等病房，配有手术室、X光室、化验室、消毒室，还有水暖、电器、照明、电梯等设备，一所现代化的南昌医院已初具规模（图2-13）。

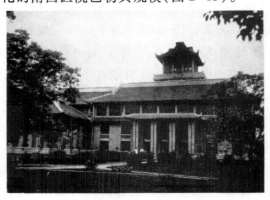

图2-13　美以美会兴建的五层住院大楼（1929年）

1934 年，全院设有 130 张病床，分内科、外科、妇产科、眼科、耳鼻咽喉科、肺结核科。当时南昌结核病盛行，医院除了开设肺结核门诊和病房外，还在西山设立了肺结核疗养院，使医院内科在当时以治疗肺结核而著称。患者来自全省各地，多以平民为主，对特别贫苦的患者，医院会减免医疗费，而与医院属同一个教会管理的葆灵女子中学、豫章中学的师生，则优先享受免费诊疗政策。

正当医院发展步入全盛期时，抗日战争爆发。1939 年南昌被日寇侵占，因为医院临近日军军部，门诊部被禁止开放，正常医疗秩序受到严重影响。门诊被迫迁至胜利路教会礼堂开诊，住院部部分开放以收治难民。

1940 年，美国辛辛那提医学院医学博士韦尔纳（Werner）④携夫人来到南昌，担任南昌医院院长，其夫人韦希德（毕业于辛辛那提贝西达医院护士学校）负责管理医院的护理工作。韦尔纳是全能型医生，非常敬业。1941 年美日宣战后，医院被限令关闭，韦尔纳夫妇被送往上海俘虏营，后获释返美。1945 年抗战胜利后，韦尔纳被教会派回南昌，担任南昌医院顾问兼外科主任，协同毕业于湘雅医学院的齐同瑞院长主持医院重建工作。在经历几年的战火后，南昌医院只剩下一个"空壳"，教会从菲律宾美军陆军处购得 X 光机、手术台、冰箱、锅炉、发电机等军医院设备，又从国际善后救济总署等处获得铁床、毛毯、被褥等物品，医院才得以逐步恢复原有的规模。

1946 年后，南昌医院聚集了一大批中外专家，如内科的齐同瑞、文士域，妇科的杨大望、傅淑仪，外科的韦尔纳、黎鳌（中国工程院院士）等，在南昌地区享有盛誉。

南昌医院从建院到中华人民共和国成立前的半个多世纪里，与圣类思医院同为南昌著名的教会医院，医院的经济一直由美以美会国外宣教会负责。中华人民共和国成立后，南昌医院由江西省人民政府接管，1954 年更名为江西医院至今。

二、南昌医院附设护士训练学校（真毅高级护士训练学校）创立

高爱理为提高医院的护理水平，曾亲自训练年轻小伙子充当护士，高医生每周固定小时数对他们进行训练，又购买大量医学护理书籍给他们学习，训练工作一直持续到 1920 年。此时，一名英籍基督教弟兄会实习护士托马斯（Thomas）常来医院帮忙。1921 年秋，一名受过正规教育、在美

国注册的正式护士凯勒(Keller)被派来南昌医院工作。凯勒的到来,使医院计划开办护士训练班。

1924年,南昌医院附设护士训练学校成立,并由中华护士会注册登记。1928年由华人凤美贞改办为"真毅高级护士训练学校"并亲任校长。真毅高级护士训练学校一切费用由美国基督教会拨给,招生对象为年龄16~22岁未婚女青年,文化程度初中毕业以上,学制3年,每年招1个班。后因生源困难,加招了高小毕业生或具有同等学力的未婚女青年,学制相应延长1年,定为4年。同其他教会学校一样,真毅高级护士训练学校没有专任教师,授课及指导见习的教师均由医院医生及护士兼任,如美籍护士韦希德、华人护士喻路德(南昌医院护理部主任)等。学生学习时理论课讲授较少,实际在医院工作(见习或实习)的时间多。

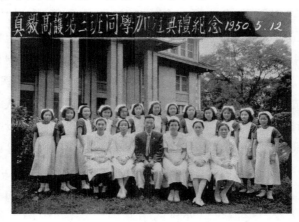

图2-14 护校第三班同学加冠典礼合影(1950年)

真毅高级护士训练学校设校董事会,董事会成员有:董事长周兰清(葆灵女子中学校长)、董事陈庆云(南赣教区长传道部主任)、王子玗(华中医院院长)、黄燕誉(美以美会公共卫生服务部主任)、杨仲达(江西医学院二附院院长)、书记许士琦(南赣教区长)、会计夏家玳(豫章中学校长)。

由于战争的影响和经费短缺,真毅高级护士训练学校于1938年停办。抗战胜利后,1947年护士学校复办,并更名为真毅高级护士学校,学制3年,校长喻路德。顺利毕业的护士一般留院工作,少数去各地的其他医院工作(图2-14)。1951年,真毅高级护士学校由江西省人民政府接管,与圣类思实用职业学校同时并入江西省立护士学校。

第四节　圣类思实用职业学校

一、圣类思医院创建与发展

清末民初，一些西方国家的传教士相继到南昌传教、行医，西医传入江西。1917 年 2 月 25 日，进贤门外抚河之滨，绳金塔下（今象山南路与站前西路交界处），由法国籍神父孟德良主持和监修的圣类思医院（圣类思是曾受罗马教皇加冕的法国国王圣路易的音译）破土动工，历时 4 年，于 1921 年建成，并选定 2 月 25 日正式开业。修建经费是 1906 年第二次"南昌教案"后清政府与英、法帝国主义议结的给予英、法的赔款。

圣类思医院是按照法国人的设计和规划建造起来的，南昌人习惯称其为"法国医院"。医院大门就开在今南昌市第三人民医院后门处。医院共有 4 栋楼，都是西式双层连阳台的建筑，楼下建有回廊，回廊外是一个接一个的拱门，屋顶为红色的阳瓦（图 2-15）。医院分设门诊部、住院部、手术室、X光室、药房等，设有病床 80 张。1927 年增建了一幢两层楼的住院部，专做女患者病房，病床增至 150 张，医务人员及职工共 150 余人。医院建筑宏伟，环境优美，集中了一批中外医学人才，是当时南昌顶尖级的医院。

医院由天主教南昌教区仁爱会管理，孟德良任首任院长，委托仁爱会修女掌管院务。1940 年后，法国籍神父杜天继任院长，仁爱会修女戴清德大姆姆（女传教士）任副院长。1947 年后，法国籍神父沛霖任院长。中华人民共和国成立后，医院由江西省人民政府接管，更名为南昌市第三人民医院。

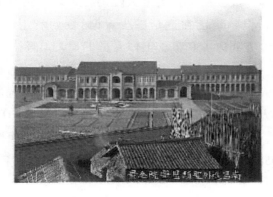

图 2-15　初建的圣类思医院全景图（法国档案馆提供）

医院开办之初，由一名法籍医生罗班坐诊。1923 年，毕业于上海震旦大学的王厚意前来协助罗班医生工作。建院之初医生较少，因此采取混合看病制。此外，圣类思医院还开有两个平民诊所，分别设在医院左侧和章江门附近，由于每次挂号只收 5 个铜板，被老百姓形象地称为"五个角子(铜板)挂号室"。门诊当时由外国姆姆负责照应，医生则负责看病，病重者经大姆姆同意可进入免费病房。当时圣类思医院共设有 6 个科，分别是妇科、外科、小儿科、肺结核科、内科、救济科。救济科专门为贫困百姓提供基本医疗服务，具有慈善性质。此外还有一种特等病房，专供高官显贵使用，病房内有抽水马桶、洗澡间等，室内陈设如高级旅社。

百年前，圣类思医院就集中了一批医术高超、理念先进的外国医生和来自各大名校的国内医学人才，其中医院完成的腹部一般手术在南昌尤为知名。民国年间，圣类思医院是南昌顶尖级医院，不仅有最好的医生，还提供一些颇具特色的医疗服务。早在 20 世纪 20—30 年代，圣类思医院就广泛启用男护士，消毒、打针、换药都由男护士来做。很多外国医生、姆姆会说中文，有些人不会说，就由中国姆姆在一旁做翻译，所以沟通基本没有问题。当时圣类思医院的医护人员来自法国、德国、意大利等多个国家，医院也雇用了很多中国员工。外国医生、姆姆大多住在医院安排的宿舍。

1939 年，日军占领南昌后，圣类思医院依然照常开诊。当时，南昌百姓生灵涂炭，圣类思医院向他们敞开了大门让他们免费吃住。

抗战胜利后，南昌市外出避难的居民纷纷返回家乡，随之而来的是患者数量剧增，登革热、霍乱等传染病开始流行，圣类思医院空前繁忙。

中华人民共和国成立后，圣类思医院仍在开诊。当时的医院仍有不少外国医生、护士，但数量已在逐渐减少。据《江西省卫生志》记载，1950年，圣类思医院设有病床 160 张，工作人员 178 人，医技人员 59 人，在南昌仍属大型医院。1951 年，圣类思医院由江西省人民政府接管，更名为江西省立南昌第二人民医院，当时的江西省卫生厅厅长许德兼任院长。1952年，医院妇产科人员全部调出，成立江西省妇幼保健院；1953 年，肺结核科人员全部调出，成立江西省立结核病医院。1954 年，医院更名为江西省立人民医院。1958 年，医院由省里下放到南昌市，更名为南昌市第三医院。

二、圣类思实用职业学校创办与沿革

为了加快人才培养、拓展医院业务，1946 年，南昌圣类思医院创办了圣类思实用职业学校（圣类思医院附设高级护士学校），委任邓择中为校长，仅开设护士专业，学制 3 年，招收初中毕业或同等学力的未婚女青年。学生一般都是天主教徒或教友子弟，每天由医院医生或护士为她们讲课。当时的学校教学贯穿着浓厚的宗教伦理观念，对男女的界限划定严格。

圣类思实用职业学校共毕业了 3 届学生，1950 年毕业护士 39 名，1951 年在校学生 74 名。1951 年，江西省人民政府接管医院后将圣类思实用职业学校与南昌真毅高级护士学校同时并入江西省护士学校。

第五节　赣州仁爱护士学校

一、赣州天主堂仁爱医院创建与发展

1924 年，美国天主教仁爱会创办"天主堂仁爱医院"，医院坐落于今江西省赣州市大公路 49 号。1931 年，医院开始设立病房，正式称为"赣州天主堂仁爱医院"。医院规模较大，设有男、女医院各一处（妇女医院有 100 张病床，男医院有 40 张病床），设有内、外科病房和门诊部等，还设有门诊所 2 处，均由美国仁爱会修女掌管医院院务。1949 年 8 月 14 日赣州解放时，整个医院有医护人员 110 名（其中外籍人员 14 名）。1951 年 1 月 1 日，赣州市人民政府公布正式接管天主堂仁爱医院，经赣西南行政公署批准，自 1951 年 5 月 9 日起，医院更名为赣州市立人民医院。1971 年 8 月 2 日，经赣州市革命委员会讨论，医院更名为赣州市人民医院。1981 年 12 月 30 日，赣州市人民政府行文批复，医院更名为赣州市第一人民医院。1999 年，赣州撤地设市、划区后，经赣州市章贡区人民政府同意，将赣州市第一人民医院更名为赣州市立医院，该院名一直沿用至今。2020 年，赣州市立医院全面交付广东省人民医院委托管理，广东省人民医院赣州医院正式揭牌。

二、仁爱护士学校创立与沿革

赣州天主堂仁爱医院自创建起就附设护士培训（训练）班。1947年，赣州天主堂仁爱医院设立仁爱护士学校，属美国基督教教会学校。该校招收的学生也大多数是教友子弟。学校无专职教师，授课及指导见习的教师均由医院医生及护士兼任。学校基础理论课讲授较少，且没有固定的教材，由教师自编讲义或教案。学生实行半工半读制。中华人民共和国成立后，1951年1月1日，赣州市人民政府公布正式接管仁爱医院，医院更名后，护士学校也更名为赣州市立人民医院附设高级护士学校。1951年，赣州市立人民医院附设高级护士学校并入江西省立赣州护士助产学校（前身为江西省立赣县高级助产职业学校、江西省立赣县高级医事职业学校）。

注　释

①石美玉、康成简介详见第五章。

②布莱顿，生于美国纽约州布鲁克林，1921年来华，担任南昌医院代理院长、院长。他按北京协和医院模式建立各种登记等管理制度，选派优秀男护士进修化验、药房专业，实行病房分科，并亲自负责五官科和内科医疗工作。1924年，教会决定动用美国慈善家安塞家族巨额捐款及社会募捐，对医院进行扩建。布莱顿辞去院长职务，专心致力于设计建筑蓝图，监理医院扩建工程。新住院部大楼正式落成并投入使用，布莱顿是贡献最大的人。

③利贝，美国人，1924年到南昌医院工作。他分管外科、妇产科，以精湛的医术在江西省内首先开展阑尾、疝、肠梗阻、胆囊切除、乳腺癌等手术治疗，改变了人们对手术的恐惧心理。利贝以丰富的管理经验建立健全了南昌医院的各项制度，写出了医院历史上第一个统计报告，在省内第一个建立病案管理组织，写出了省内首篇医学论文。1935年，利贝不幸患上肺结核，在美国接受治疗后肺部部分萎缩，但仍坚持返回南昌工作。1939年日寇占领南昌，利贝避居庐山，1940年逝于庐山。

④韦尔纳，美国辛辛那提医学院医学博士，1940年携夫人（韦希德，毕业于辛辛那提贝西达医院护士学校）来到南昌，担任南昌医院院长，其

夫人韦希德负责管理医院的护理工作。1950年，韦尔纳夫妇离境返美。1984年，韦尔纳在美国逝世，临终前叮嘱妻女一定要回南昌医院看看。1985年，韦尔纳夫人携女儿、女婿专程来医院访问，完成了韦尔纳的遗愿。

第三章 公立护士助产学校

清末，江西开始创办实业教育。1912 年 9 月，全省实业学堂相继更名。1931 年，国民政府教育部通令各省"增加职业教育，各普通中学也可附设职业科、班"。1932 年 2 月 17 日，国民政府颁布《职业学校法》。抗日战争爆发后，全省依照战时教育计划，规定各职业学校加强战时必要知识、技能的训练。抗战胜利后，国民党发动内战，全省职业学校纷纷被迫停办，至 1949 年 5 月，全省职业学校只有 17 所[18]。在私立学校中，仅有南昌真毅高级护士训练学校、圣类思医院附设高级护士学校、但福德医院附设高级护士学校、赣州仁爱护士学校 4 所接受外国教会津贴的学校。1951 年，江西省人民政府对 4 所接受外国津贴的职业学校进行接管，并进行调整和整顿；南昌真毅高级护士训练学校、圣类思医院附设高级护士学校并入江西省立护士学校；九江但福德医院附设高级护士学校改为江西省立九江护士学校[18]。

民国初期，职业学校一般不收学费，但遇必要，可呈请主管教育行政机关核准征收。1946 年以前，江西省立各职业学校学生享受全部公费待遇，如省立南昌助产学校、省立赣县助产学校、省立南昌护士学校等 8 所学校。

最先开启中国助产教育之风的是教会医院，他们"学徒制"的传授方法，标志着助产教育的萌芽。1928 年，国民政府卫生部会同教育部设立中央助产教育委员会，以促进全国助产教育事业发展。1929 年初，中央助产教育委员会委员杨崇瑞在北平创办北平第一助产学校①，并附设产院，至此，中国助产教育开始走向正规化发展，并在全国各地先后创办了一批助产学校。当时，陕西、青海、甘肃、贵州、四川、河南、浙江、山东、湖北武昌、江西南昌、海南及河北清河、定县等省、市、县先后创办了助产学校。

第一节 江西省立助产职业学校

江西是全国创办助产学校最早的省份之一，在江西助产教育近代化趋势中起到了"领头军"作用。据1957年《人民日报》报道，全国各省妇女保健网覆盖率和新式接生普及率，江西省位居首位。而且江西省立助产职业学校校长熊懂曾两度留学海外，获德国汉堡大学医学博士学位，是当时全国为数不多的女医学博士。她将自己的一生都奉献给了助产事业，被誉为"助产之母""江西助产教育第一人"。

一、江西助产教育兴起的历史机缘

民国时期，江西职业教育得到了突飞猛进的发展，助产教育亦是如此。助产学校不断发展壮大，虽然基于社会、战争等因素未能得到普及，但学校的创办仍然取得了令人瞩目的成就。

国内学者张明宜认为，民国时期江西助产教育蓬勃发展的历史缘由：①江西省政府的大力支持。民国时期战乱频繁，江西人口数量总体下降，政府又需要培育身强体健的国民，以适应战争需要，此时助产教育就成为挽救国家的重要工具。②社会进步人士的积极推动。鉴于产妇分娩死亡率居高不下，民族危机加深，大批爱国志士及相关医学教育人才提出"卫生强种说""健种强国""国强种健，基于母婴"等学说，且以身作则，开始创办助产学校。③职业教育的兴起和女子独立意识的增强，关乎女子职业教育的"助产教育"发展自然势如破竹。④产科学教育的影响。晚清时期，西医教育已经列为中国学校教育的重要内容，自然而然为助产教育的发展起到了推波助澜的作用[19]。

在此种情境之下，助产教育被引入成为一种保护妇婴健康、缓解社会危机的重要方式。1929年1月，江西省民政厅厅长杨赓笙有感于旧法接生的不科学，产妇、婴儿安全无保障，遂与江西省教育厅洽商，创办一所助产学校，经费由民政厅支付，行政由教育厅管理，聘请时年31岁的熊懂博士为该校校长。江西省民政厅把原有的中医诊所（位于南昌磨子巷马王庙，原是已歇业的典当仓库）拨给江西省立助产职业学校作为临时校址[20]。当时虽战乱四起，环境恶劣，条件艰苦，但师生齐心协力，自强不息，推行社教服务，弘扬助产教育，办学效果显著，得到社会赞誉。

二、江西省立助产职业学校历史沿革

江西省立助产职业学校创建于 1929 年 1 月，1929 年 3 月正式开学上课。开办之初由江西省民政厅和教育厅合办，1929 年 1 月—1934 年 7 月学校正式更名为江西省立助产职业学校，1930 年春，在马王庙本校内又设立附属产院。为适应学校的发展，江西省政府于 1932 年 7 月下令扩建新校址，在南昌市东平库厂址营建新校舍，1932 年秋季开学时，学校迁往新校址，原马王庙老校舍全部改作附属产院病房，产院病床数增至 40 张。经江西省政府的援助与自身努力，历经四载的江西省立助产职业学校逐渐发展成为校本部、附属产院、图书馆三位一体、设施齐全的正规助产学校。江西省立助产职业学校后根据教育部法令改由江西省教育厅直辖，至 1934 年 7 月奉江西省政府令，将该校划归江西省卫生处管辖，并更名为江西省立南昌高级助产职业学校。

1949 年 5 月南昌解放，江西省人民政府接管江西省立南昌高级助产职业学校。1949 年 8 月 28 日，江西省人民政府以教字第 2 号发布命令："以原省立医专加以改造为基础，与原省立助产学校、省立护士学校合并为省立医专学校。"自此，江西省立南昌高级助产职业学校并入江西省立医学专科学校。三校合并后，原医专分设为医科、药科，改名为一部；原护士学校改称为医专附属护士科，称为二部；原助产学校改称为医专附属助产科，称为三部；产院与附院合并，称为四部。

1950 年 2 月，江西省卫生厅召开教务和厅务会议，对江西省立医学专科学校与助产学校、护士学校合并后的体制进行研究，认为为便于教学和管理，医科、药科应各立一校，分别称为江西省立医学专科学校和江西省立药科学校；助产科、护士科合并成立一校，称为江西省立护士助产学校。1951 年 1 月 22 日，卫生厅正式做出决定，江西省立医专的护士科、助产科、药科三科分别独立建校，各校统归卫生厅领导。该决定于同年 3 月经中南军政委员会教育部批准，正式执行。

原江西省立南昌高级助产职业学校几经更名，分别为江西省立护士助产学校、江西省南昌卫生学校、江西省立助产学校、江西省立护士助产学校。1969 年冬，江西省立护士助产学校由江西省管辖转为南昌市管辖。1970 年，学校更名为南昌市卫生学校。

江西省立助产职业学校建校之初，仅有教职员 14 名。1930 年 2 月，学校依据教学需要，教职员经调整和增聘至 21 名（其中大部分是留学日本的毕业生，部分为江西省立医专的教师来兼职）。学校无统一教材，多由教师自己编写讲义（图 3-1，图 3-2）。学校面向江西全省招收初中毕业生（安徽、浙江、湖南等省的学生也纷纷前来求学），学制 2 年（后依次改为 2 年半、3 年）。据当时对在校第一、第二班学生家长的调查发现：家长中学校人士占 50%，医务界人士占 7%，商界人士占 13%，政界人士占 30%，可见当时学生的家庭经济条件是相对比较好的。

1934 年 8 月，江西省政府任命江兆菊接替熊懂担任江西省立南昌高级助产职业学校校长。江兆菊接任后，提出了"助产士的三大使命"，并据此一方面对学校进行内部整理，另一方面积极对外进行妇婴卫生宣传工作。1935 年下半年，江兆菊赴美考察，校务由管葆祯和王淑贞负责。

1939 年，日军侵占南昌，江西省立南昌高级助产职业学校迁址泰和等地。该校迁至泰和时，由马淑卉任校长。抗战胜利后，1946 年学校迁回南昌。

三、江西省立助产职业学校的办学理念

江西省立助产职业学校创办于特殊的历史时期，历经战火洗礼，遵循"服务社会、保护妇婴健康"的办学理念，表现出坚忍的意志和品格，展现出斗志昂扬的精神，创造出一个时代的奇迹，造就出一批技术精湛的栋梁之材，为后代办学提供了强大的精神支撑。

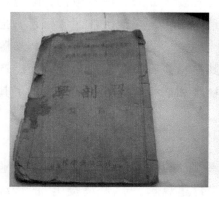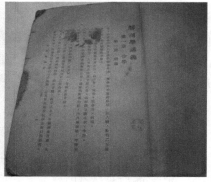

图 3-1　江西省立助产职业学校讲义《解剖学前篇》(1932 年)

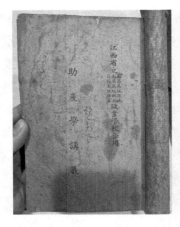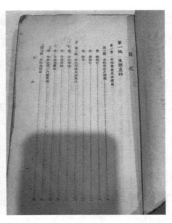

图 3-2　汪黄瑛、林巧稚校阅的《助产学》讲义（1940 年）

（一）社会职能与社会责任

助产学校与社会发展息息相关，主要是基于两个原因：①办学经费多求助于政府、银行等具有社会职能作用的机构。"省立南昌高级助产职业学校呈称：以本校拟于马王庙原校址，建筑附属产院一所……为争取时间供应市民需要，并便利学生实习起见，××请农民及裕民两银行共息……"[21]"江西省卫生处本年二月二十四日卫三字第零零零叁号×××带电饬知团'美国授华团'，拟拨助大字款项充作我国医院修缮及当地购置之用田……江西省卫生处核转在案，临近来物价波动甚剧，争取时间。刻不容缓，在上项款项尚未拨到以前，拟筹款先行择要兴工，经予估计建筑费用，除附属产院收入款可资移用及另行筹凑之数外，尚不敷甚，除呈请卫生处准予向省行担保息借外，为此呈请，钧厅俯赐转由江西省银行，担保息借××元，俾便提早动工，藉免物价波动损失"。[22]依据学校资金来源渠道，表明学校必然履行社会责任。②其自身性质决定为社会服务。助产学校的作用：帮助孕妇顺利生产，促进社会和谐稳定，服务对象决定了其社会职能。

（二）社会教育工作

民国时期"西学东渐"的西学日益受到大众关注，江西省立助产职业学校的办学理念逐渐被人们所接受，但"封建观念"与"产婆接生"的传统思想仍占主导地位。相比同时期其他职业学校，助产学校在其成长过程中，遇到的艰难险阻更甚，特别是在战争时期，甚至面临停办危机。为挽救学校，实现其为民服务的办学宗旨，学校提出了开展社会教育的工作计划：①普及民众科学知识，转变其封建顽固思想，接受助产学；②社会教育工作计划体现了学校服务社会的办学理念，真正实现其社会价值。江西省立南昌高级助产职业学校1944年度兼办社会教育计划表如下（表3-1）。

表3-1 江西省立南昌高级助产职业学校1944年度兼办社会教育计划表

工作项目	实施概况
编贴民众壁报	学生轮班编贴
科学运动	举行科学演讲
提倡妇女读书	办理夜校
提倡体育	举行体育运动竞赛
家庭拜访	探问妊妇、婴儿卫生并指导家庭卫生
产妇登记	请各保甲长查报
加强婴儿健康	举行婴儿健康比赛
加强妇女健育	核查妇女体格比赛
救济贫民	办理免费施诊
游艺活动	参加抗建游艺
国民周会	推行新生活
国民月会	倡导救国兴道德
宣传	宣传抗建急务
慰劳	慰劳战士盟军

资料来源：档号，J046-1-00043-0019，江西省档案馆藏，1944。

由上表可见学校的社会教育工作如期开展，并呈现出自身特点：①社教工作除了训练培养人才外，主要目标就是投身于卫生常识的宣传及妇婴、产科知识的普及；②服务对象为产妇及普通民众，体现"服务民众、服务社会"办学宗旨；③宣传地点以"街头、交通要道"或"医院、产妇家"为主，宣传的方式以"壁报、演讲、访视"为主，说明社教工作普及范围广、工作执行力强，扎根基层宣传教育，使用通俗易懂的方式传达教育知识，易于被民众接受；④宣传人员以"助产士、实习学生"为主，并带动其家长与附近市民，以点带面，号召全民参与，映射出社教工作的"公益性"。

对社会的进步和发展而言，社会教育工作的开展可谓意义非凡。这项工作不仅为学生提供了学习和实践的平台，而且肩负起社会责任，在短时间内，工作取得了巨大的成就，推动了助产教育的发展和社会的进步。

（三）始终发扬艰苦奋斗的优良作风

江西省立助产职业学校办学历程可谓是经历了"风霜雪雨、枪林弹雨"，无数的困难与阻力都没有中断学校前进的步伐。抗战胜利后，国民党发动内战，全省职业学校纷纷被迫停办。

助产学校办学是在极其艰苦的条件下进行的，但校长熊懂从不气馁，一心办学，后添加教学设备，筹办附属产院。附属产院是因陋就简创立的，当时将学校旁的马棚加以修建，设置了 10 张左右的产床。开始设备不足，向江西省卫生处临时医院及陆军医院借来部分病床、器具[23]，虽然条件困苦，但是在师生的共同努力下，学校稍有规模。然而，1939 年，日寇占领南昌，学校被迫转移，初具规模的学校遭受了重创。

据记载："查在泰和疏散时因限×经费，凡铁目笨重器具均封存泰和原址，仅将铁床一部分移置永昌市，一部分运至兴国。本年七月间，敌沿赣江退却，沿途烧抢，泰和校及永昌市仅存铁床及各种器具，全数被毁及被民众移去，现已派员往查，能否查追出若干，难以预料……"[24]毁坏的是学校之物，激励的是师生之斗志。他们齐心协力，勤勤恳恳，冲破层层阻碍，筹措办学经费，添置办公用品，逐年购买教学设备，学校得以恢复生机。

（四）始终坚持以学生为本的教学理念

助产学校身处战乱年代，仍能以学生利益为主，关爱学生成长，实属难能可贵。具体体现在三个方面：

1. 经济援助

办学之初，虽然经费捉襟见肘，但是熊懂依然建议政府通令各县，保送学生前来就读，并享受免费教育。学校奉行人性化的管理理念，关心学生生活。"窃查近来物价高贵有涨，无减学生副食费每人每月四千元，连米在内，实不敷用，对于营养关系至钜。校长到任后，鉴学生日食之清苦，极思改良，于本月六日召集第一次校务会议，讨论结果：学生伙食由学生膳委会办理，学校派协助……希冀营养充足，于健康不致发生问题。"[25]学校始终坚持以学生为本，"温暖"气息弥漫整个校园。学校鼓励学生寒暑假留校实习，并给予生活补助，旨在减轻学生负担，使学生投身于助产事业而无后顾之忧，此举颇受学生欢迎。学校始终明确各部门职责，将不同时期预算分配一一记录在案，便于学校预算分配，由于学校财政预算范围广，数量多，运行繁杂，所以将其时间明确标注，且标注起止日期，此法甚佳，其精准性不仅可以方便学校教务运行，而且利于查漏补缺，使每一位学生都能享受到学校的"惠生政策"。以上的预算，在一定程度上显示了学校保护学生经济权益的趋势。学校"说明"中强调"三十七年度核实有学生 432 名，依照上学期规定核准为 406 名……有超过名额 26 名，另案再行补编预算"，旨在遵循校务预算原则，额外增加的另行计算，可以防止学生膳食预算混乱，出现漏发、错发现象，这些都显示了学校公正、公平的人性化管理。以上是江西省立南昌高级助产职业学校通过公费生膳食预算来展现办学理念的方式，这种方式既为学校节约了经费，又保障了学生生活水平，充分反映了学校人性化管理的理念。

2. 筹措经费，购买教育用书

学校不仅给予学生生活援助，而且给予学生精神食粮。学校为丰富学生文化生活置备了一些教学读物。图书共计 60 册 48 种，可分为五类：①医药、健康、卫生、常识类，计 19 种。②女性读物，6 种。③学科、文学类，6 种。④人生哲学类，5 种。⑤其他类，12 种。以医学读本为主、多种读物并存的图书管理模式，旨在夯实学生专业知识，扩大学生视野，开启学生智慧，培养学生坚韧不拔的意志，传承爱岗敬业精神，使学生在后期就业中立于不败之地。

3. 提供进修、就业渠道

学校如同慈爱的母亲全程关注学生的成长，"加强与该校毕业生的联系，通过书信来往、定期聚会、代介绍职业或送北平国立第一助产学校研究班深造等方式进行。1935 年，该校考送毕业生吴庆亚、周慈清、廖雅卿、刘素云等同学赴北平国立第一助产学校研究班学习 6 个月，毕业后回校服务。"[23]这种服务模式解决了学生的就业难题，受到学生欢迎。学校教学始终以学生为中心，分别从生活、学习、就业等方面关注其切身利益，竭尽全力提供全方位服务，为学生后期取得卓越成就奠定坚实的基础，值得当代助产学校效仿。

（五）始终坚持"从严治校"的基本方针

"从严治校"是学校发展的硬道理，要狠抓实抓，落到实处。民国时期，江西省立助产职业学校将其作为办学方针，主要在两个方面予以贯彻实施。

第一，从招生简章看，表现在两点：①重视生源质量。招生简章显示："身体健全、品行端正"，强调学生思想品德素质和身体素质；"曾在公立或私立初级中学或同等学校毕业"，一方面看重学生文化素养，另一方面又不局限于初级中学，同等学校毕业者亦可，一视同仁，体现学校招生灵活，重视人才。"十八岁以上二十五岁以下未婚女青年"，学校有意选择年轻又不乏成熟之单身女子，便于学生专心学习，更容易塑造技艺精湛的助产士。学校生源特点，反映了其办学目标是培养德、智、体、美全面发展的助产人才。②严明校纪校规。"入学须知"提示学生必须找到"担保人"，填具"保证书"，此举之目的是防止学生弄虚作假，确保信息的真实性，使学校形成一股"诚实之风"；"携带物品"之规定体现学生特点：生活上勿攀比，衣装简单朴素，戒奢侈之风，专心致志，完成学业，使学校形成朴素的校风。这些校规反映出学校试图从生活琐事逐步塑造学生人生观、价值观，欲培养一批优秀的助产士。"附注"中规定"自由缺席""除名"的处罚缘由，其用意是约束学生自由散漫的习性，强化责任意识，形成一种"自觉之风"。

第二，从校训看，该校的校训为"诚、爱、勤、勇"四个字，其解释为"格物致知之谓诚，推己及人之谓爱，敬业乐群之谓勤，任劳耐苦之谓勇"，[23]主要表现为从严治学、从严治教。

"格物致知"是中国古代儒家推崇的重要理念，来源于《礼记·大学》八目：格物、致知、诚意、正心、修身、齐家、治国、平天下——所论述的"欲诚其意者，先致其知；致知在格物。物格而后知至，知至而后意诚"此段，之后未做出任何注释，先秦古籍也未曾使用，其真正意义不得而知。现代社会对其默认的解释为"研究事物而获得知识、道理"。寓意学生严谨求学、教师从严治教的科学态度。

"推己及人"出自《论语·卫灵公》，子曰："己所不欲，勿施于人。"孔子对"仁"解释道："推己及人"。"推己及人"是一种境界，即凡事要设身处地地为他人考虑。《新华成语词典》解释为：以自己的心思去推想别人的心思，设身处地为别人着想。这体现了学校兼爱无私、甘于奉献的精神。"敬业乐群"出自《礼记·学记》，"古之教者，家有塾，党有庠，术有序，国有学，比年入学，中年考校，一年视离经辨志，三年视敬业乐群，五年视博习亲师，七年视论学取友，谓之小成。"此意为专心学习和亲近同学，寄意学生求学意志坚定，一心一意；与同学亲密友善、和睦相处。"任劳耐苦"意为吃苦耐劳，承受得住艰苦。这是一种品德，张睿认为"勤勉节俭，任劳耐苦诸美德是成功之不二法门"，体现学校艰苦创业、励精图治的意志。学校始终将校训精神落实在教育实践工作中，"从苦心建校到创建产院，从实践教学到社会服务"，持之以恒、锲而不舍，一心一意从严治学，自始至终从严治教，将学校的教育事业推向一个新高度。

第二节 江西省立赣县高级助产职业学校

一、创建与机构设置

日寇侵占南昌后，江西省城里的一些机关、学校纷纷外迁，有一部分迁到赣州。赣州地处偏僻，交通不便，经济文化与医疗卫生事业落后，兴办助产学校非常必要。时任江西省四区专署专员的蒋经国提出"要建设新赣南"，在这种情况下，1941年3月16日，经江西省政府决议，创立江西省立赣县高级助产职业学校。

建校第二年起，学校每年举办隆重的校庆纪念活动，校庆纪念日却是定为5月8日。为什么定在这一天呢？据江西省立赣县高级助产职业学校校友回忆，这是学校首任校长熊懂选定的。20世纪40年代的赣南，助产人员极度缺乏，女人生产被喻为过"鬼门关"，因此，熊懂希望培养合格的助产士，通过她们娴熟的技术让每一名产妇成为幸福的母亲。5月8日是建校年的国际母亲节，选这一天作为学校的校庆日，就意味着肩负沉甸甸的责任，从而将办学宗旨与职业使命紧密地联系在一起。

学校成立之时设校长1名，由江西省政府任命熊懂为首任校长（兼附属产院院长）。在校长以下设教务处、训导处、各科教学研究会、经费稽核委员会、职业指导委员会、三民主义教学研究会、建筑委员会、会计室、附属产院等。学校经费由省政府直接拨给。省财政厅根据学校师生员工人数，按照规定标准下拨，每年2670余元。初建的助产职业学校共有教职工17名，其中教师7名，其他职工10名。为弥补师资力量的不足，学校聘请江西医专老师和赣州各医院的医生来校上课。到1944年底，学校教职工人数已达21名，其中专任教师9名，兼职教师5名，职工7名。他们分别是：校长熊懂，教务主任黄熙汉，教员简浚明、阐席丰、冯澄、彭志明、裘宗浚、金重民，会计员袁磊，佐理员陈其辅，书记文隐樵、连国暄，事务员康金堂、姚永庆、逢清，出纳员贺芙英，管理员舒信淑，助产士许蕴珍、吴秀华、陶孝恺。

1946年初，熊懂奉命调往南昌，同年4月熊云珍接任校长。熊云珍早年于日本东京女子医学专门学校肄业，省立医专毕业，原系中山大学校医，她到任的第二年（1947年9月），江西省立赣县高级助产职业学校更名为江西省立赣县高级医事职业学校，除原有助产专业外，增设护士专业。名为江西省立赣县高级医事职业学校期间，共招收学生230余人。

二、专业与课程设置

江西省立赣县高级助产职业学校开始仅设助产专业，分高级班和初级班，学生主要来自赣南各县。春、秋两季都招生，对象为初中毕业女生，考试合格者，录取为高级班，学满3年毕业。1942年开始增设初级班，对象为高小毕业女生，学习5年，前2年主要为文化课补习阶段，后3年为专业课学习阶段。当时学生全部实行免费膳宿。

自学校开办至1946年，江西省立赣县高级助产职业学校共招收学生约400人。

学校附属医院设在赣州市至圣路西侧，医院设有产科、妇科、儿科、儿童保健科，共有病床65张。1947年，学校与四区专署合办大同产院，均由学校聘请专任医师及委派助产士并实习学生，轮流开展诊疗、接生、护理等，学生在产科带教老师指导下，处理平产和难产，每个学生从入学到毕业平均可接生50人左右。

江西省立赣县高级医事职业学校在原助产专业的基础上增设了护士专业，学制3年，招收了1个班的学生。助产专业仍分3年制的高级班和5年制的初级班。3年制的高级班开设的课程有：解剖学、生理学、病理学、药理学、细菌学、护病学、营养、妇科、产科、育儿科、内科、外科、儿科、急救、皮肤、寄生虫学、眼科、公共卫生、临床化验及国文、外语、数学、音乐、体育等。初级班前2年中主要开设：国文、外语、数学、物理、化学、生理、卫生、动物、植物、历史、地理、公民、体育、音乐、美术等课程，第三年起开设高级班的课程。护士专业开设的课程大致上和助产专业高级班相同。

三、办学宗旨与教学管理

江西省立赣县高级助产职业学校以"关爱妇婴健康，服务社会"为办学宗旨，熊懂校长将办学宗旨与学校承担的社会责任和职业使命紧密地联系在一起。

江西省立赣县高级助产职业学校民国时期的学校校歌：

"赣水悠悠，赣水悠悠，助产文化涌江流，涌江流；生取教育，学力努力自求，风月交游，莫旷过年华空白了头；我校诞生抗建更隆重，力挽颓风，强国强种，校训是崇，桃李直江流，精神贯彻服务全国全球！洗去东亚病夫辱！赣水悠悠，赣水悠悠，助产文化涌江流，涌江流，校历千秋！"

校歌创作于 1943 年至 1944 年间，由当时学校教务主任黄熙汉作词，著名作曲家程懋筠携夫人张咏真作曲（1943 年，江西省四区专署专员蒋经国先生邀请程懋筠来赣州为正气中学谱写校歌。熊懂校长慕名前往，并请程先生为学校校歌作曲，程先生欣然应允，与夫人张咏真共同为学校校歌作曲）。

学校和附属产院创办于艰苦时期，白手起家，困难重重。附属产院的医疗器械全部由熊懂校长个人捐献。学校合理设置教学课程，注重实践教学，重视学生实习成效。学校附属产院对贫困产妇实行免费接生。

江西省立赣县高级助产职业学校教学管理工作由教务处具体执行，实行严格的考试制度，以百分制计分。每门课程每月考 3 次、期末考试 1 次，毕业时全省实行统考。平时按时完成教师布置的作业，平时作业与期末考试成绩合并为一，核计成绩，再与课终成绩按比例结算总成绩。尽管当时的学习环境艰苦，但多数学生仍能刻苦学习，取得良好的成绩。

据 1948 年统计，当时学校校舍面积为 21 亩，有教室 11 间，宿舍 4 间，运动场 1 个，实习场所 5 处，图书室 1 间，礼堂兼膳堂 1 间。此外，学校有仪器 104 件，标本 52 种，实习设备 137 种，图书 1364 册，各种杂志 453 册。

四、历史沿革

1941 年 3 月 16 日，经江西省政府决议，创立江西省立赣县高级助产职业学校，由四区专署拨给西外土地庙（今赣州市青年路）营建校舍。1941

年 4 月筹办，7 月招生，8 月 1 日正式开学。

1944 年 12 月，日军占领赣州前夕，江西省立赣县高级助产职业学校被迫迁至宁都县云石乡布头村，租用民房办学。附属产院设在宁都县城公园路 22 号。1945 年 8 月，学校迁回赣州，并保留了宁都分校继续办学，并于同年在上饶建立分校。1946 年，因江西省教育厅政策，宁都、上饶分校开始独立办学。

1947 年 9 月，江西省立赣县高级助产职业学校更名为江西省立赣县高级医事职业学校。

1949 年 8 月 19 日，赣州市解放，10 月，学校更名为江西省赣州护士助产学校，隶属于江西省卫生厅领导。1951 年，赣州市立医院附设护士学校（即赣州仁爱护士学校）并入江西省赣州护士助产学校。1953 年 4 月，江西省赣州护士助产学校与创建于 1951 年的江西省第四医士学校合并组建江西省赣州卫生学校，吉安第七医士学校撤销，学生并入江西省赣州卫生学校。1958 年，江西省赣州卫生学校升级为赣南医学专科学校。1988 年，赣南医学专科学校升级为赣南医学院。

第三节　宁都助产学校与上饶助产学校

一、宁都助产学校

1944 年 12 月，江西省立赣县高级助产职业学校因战事迁往宁都县云石乡。借助这一机会，宁都县有关方面聘请熊憕帮助当地创办助产学校，熊憕就利用赣县高级助产职业学校的财力、人力帮助当地创办了宁都助产学校，熊憕兼任校长。当时，办学经费不足，熊憕就动用江西省立赣县高级助产职业学校上交的学生剩余粮食给予补充，后经当局查出，熊憕为此受记过处分。

宁都助产学校设助产专业，其学生招收资格、学习年限、课程设置、教学内容及教学方法与江西省立赣县高级助产职业学校基本相同。

抗日战争胜利后，因江西省立赣县高级助产职业学校从宁都迁回赣州，宁都助产学校于 1946 年下半年移交当地管理。

1947 年，宁都助产学校更名为江西省立宁都高级医事职业学校，除继续招收助产专业学生外，增设护士专业，办学经费由江西省政府拨给。中华人民共和国成立前夕学校停办。

二、上饶助产学校

江西省立赣县高级助产职业学校在迁回赣州后，同年在上饶建立分校。1946年，因江西省教育厅政策，上饶分校开始独立办学，燕盛钧任校长，校址设在上饶市。学校设助产专业，其学生招收资格、学习年限、课程设置、教学内容及教学方法与江西省立赣县高级助产职业学校基本相同。1947年，上饶助产学校更名为江西省立上饶高级医事职业学校，隶属江西省教育厅，接受江西省卫生处技术指导，除继续招收助产专业学生外，增设护士专业，办学经费由江西省政府拨给。中华人民共和国成立前夕学校停办。

第四节　江西省立南昌高级护士职业学校

一、学校创办与招生

（一）学校创办

江西省的公立护士学校创办较晚，1935年8月以前江西省还没有一所公立、独立的护士学校。江西省立南昌高级护士职业学校是江西省唯一由官方创办的一所独立的护士学校。1935年8月，经当时江西省政府批准，并报教育部备案，江西省立南昌高级护士职业学校在南昌正式成立，校址设在原省立医院（今南昌大学第二附属医院）内，学校隶属于江西省教育厅，接受江西省卫生处技术指导，委任章斐成为校长。

西山雨露，南浦云霞，桃李普萌芽。

服务社会，造福人类，事业竟无涯。

兴民族，扫荡疮痍，强健我中华。

奋起，奋起，省立高护，强健我中华。

——江西省立南昌高级护士职业学校（简称省立高护）校歌歌词反映了省立高护的办校宗旨和护理事业对振兴中华所具有的重大意义。

（二）招生

招生对象为初中毕业或具有同等学力的女青年，学制3年半（其中半年试读，正式班 3 年），学生入校后经试读半年后，校方认为合格的才能转入正式班继续学习，否则予以退学。1935 年 9 月，学校招收了第一批学生并开始正式上课。在开学典礼上，章斐成教导学生："你们应该把南丁格尔作为自己一生的榜样。"

国内学者方颐积在《十年来之江西卫生》之"公共卫生视野下的国家政治与社会变迁：以民国时期的江西及苏区为中心"中记述江西省立南昌高级护士职业学校历届毕业人数：第一班 6 人，第二班 10 人，第三班 5 人，共 21 人。

二、课程设置与教学管理

省立高护课程门类齐全，设有基础课程、临床学科、护士专业课、伦理学、人文学等共 34 门，目的在于扩大学生的知识面（图 3-3）。为了真正培养实用性护理人才，章斐成校长十分注重实践教育，日常采用双语教学。在医院实习时，查房、医嘱、病历、交接班时也运用英语，她还亲自教授有关英语课，要求学生不但要做到"四会"（会说、会写、会听、会译），而且口语要流利。对其他课程，她也同样要求严格，特别是基本功，如绷带操作，要求一丝不苟。在这种严格的教学氛围中，学生们学习刻苦努力，对各门课程的理解更为透彻，实践操作也运用自如。当时，省立高护的学生在历次全国统一考试中均成绩优秀，名列前茅。

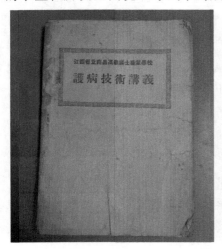
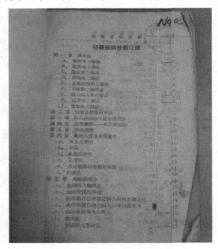

图 3-3　江西省立高级护士职业学校《护病技术讲义》

为了吸取西方国家医疗护理方面的经验，1936 年章斐成赴英国考察学习 2 年。回国后，结合我国实际情况，她制订了一整套办好省立高护的计划和严格的校规。如学生膳宿均在校，平时不得外出；一般不与外界朋友通信，以保证学生专心学习；学生短发齐耳，不戴首饰；在校期间全部穿校服，实习时外加白裙、白帽，以显示白衣天使的形象。学校管理制度严格，对于不能吃苦耐劳、不求上进的学生采用淘汰制。该学校及医院管理制度中就有一条，即"一条板凳"规定，护理人员办公室只允许留一张座椅供当班护士办公、休息，护理人员必须在病房巡回检查，随时掌握患者的病情，尽量满足患者的要求，不能让患者亲自来找医生，护士也只能轮班休息……因此最后留在医院的护士全是精英。江西护理界老前辈、"南丁格尔奖章"获得者章金媛就是其中一位实习生。

1946 年，借用南昌医院 3 间房间开办江西省立高级护士职业学校的章斐成校长要去美国进修，学校暂由南昌医院院长齐同瑞及美籍护士韦希德（韦尔纳夫人）共同管理。

三、历史沿革

1935 年 8 月，经当时江西省政府批准，并报教育部备案，江西省立南昌高级护士职业学校在南昌正式成立，校址设在原省立医院（今南昌大学第二附属医院）内。

1939 年始，由于战争的影响，江西省立南昌高级护士职业学校先后转迁吉安、泰和、赣县及宁都等地。

抗战胜利后，1946 年，江西省立南昌高级护士职业学校迁回南昌。

1949 年 5 月南昌解放，江西省立南昌高级护士职业学校由江西省人民政府接管。1949 年 8 月 28 日，江西省人民政府发布命令："以原省立医专加以改造为基础，与原省立助产学校、省立护士学校合并为省立医专学校。"1951 年 1 月 22 日，江西省卫生厅正式做出决定，医专的护士科、助产科、药科三科分别独立建校，各校统归卫生厅领导。

第五节　高等医学院校及省立医院附设护士学校

清政府经甲午、庚子二役，迷梦渐苏，知非变法不足以自存。1901 年，清廷下诏兴学，"著各省所有书院，于省城均改设大学堂，各府及直隶州均改设中学堂，各州县均改设小学堂，并多设蒙养学堂。著各该督抚学政切实统筹认真举办"②。1902年，清政府颁布《钦定学堂章程》，次年，颁布《奏定学堂章程》，通称《癸卯学制》，这是中国第一个经正式颁布后在全国范围内普遍推行的学制，它基本效仿西方国家，尤其是日本的教育制度。学校体系分基础和专门职业教育两大类，每一类又分为高等、中等、初等。1905年，清政府明令"立停科举以广学校"。

清末，江西全省陆续设立高等学堂10所，其中医学类2所（公办1所，私立1所）。1902年，江西在省城南昌高桥设立江西医学堂[26]，为官办性质，创办时官委学堂监督为刑部主事、新建人陈日新（字铭三），经费由地方政府拨款，隶属于江西大学堂，1905年停办。江西医学堂是江西最早兴办的高等医学学校。1907年，江西萍乡私立医学堂创办。民国时期，全省的医学教育均有所发展，出现了一批公立、私立（含教会创办）医护学校。

近代江西由于独立的护士学校很少，每年招生人数不多，所培养的护士远远不能满足当时社会的需要，基于这种现实，江西省立医学专门学校、江西中医专门学校、中正医学院都先后创办过护士学校或护士班，以培养社会急需的护理人才。

一、江西省立医学专门学校护理教育

（一）发展历程

1912年9月，教育部根据临时教育会议的决定公布了新的教育宗旨："注重道德教育，以实利教育、军国民教育辅之，更以美感教育完成其道德。"同时公布了教育会议所决定的"壬子学制"系统。10月间，教育部又据此公布《专门学校令》，规定："专门学校以教授高等学术、养成专门人才为宗旨。"并把专门学校分为"医学"等10种，且明文规定"医学专门学校"的课程。

经江西省政府批准，1912年设立江西军医学校（次年更名为江西公立医学专门学校），校址设南昌军队卫戍医院（次年迁至讲武堂）。1915年，医院因经费短缺而停办，毕业学生51名。此后，1921年，江西公立医学专门学校复办，何焕奎（日本大正三年千叶医专毕业）为校长（1925年10月，改任王子玗为校长），校址设在租赁来的南昌市解家厂的3间民房。

1922 年获批南昌市贡院前公产房屋 1 栋(现八一公园前原助产学校校址)为江西公立医学专门学校校址。1924 年前后,江西公立医学专门学校开始走上正规的办学道路。1927 年 2 月,江西公立医专改属江西中山大学,改称中山大学医学部。南昌起义以后,江西中山大学停办,中山大学医学部更名为江西省立医学专门学校。1927 年 8 月 18 日,学校奉令暂时停止招生,学校一时处于混乱状态,此后数年,每年招生都要事先得到批准。1930年,南京政府教育部决定"废止专门学制,实行专科学制",并停发教学费用,学校陷入停顿。由于全校师生的坚决抵制和社会各界的积极支持,一直到 10 月,学校终于勉强恢复上课,并于 1931 年继续恢复招生。1931 年8 月,接教育部命令,校名改为江西省立医学专科学校。1934 年,教育部修改高等教育学制,废止了医学专科,采用医学院一级制,并下令江西省立医专停止招生。省立医专的学生经过持续 8 个月的抗争,虽未达到预期目标,但当局不得不同意学校恢复招生。

1937 年 7 月,国立中正医学院成立。教育部认为江西省没有必要办两所高等医学院校,又一次下令"医专停止招生,逐年结束"。1937 年底,省立医专奉命由南昌迁往新余县,借文庙暨明伦堂为临时校址,照常上课、开诊。1938 年 7 月,因战事紧张,学校又迁至赣县,院校均设置于旧镇台衙门,继续上课、开诊,并收容患者。

1939 年 6 月,赣县屡遭敌机骚扰,学校迁至南康县潭口镇,师生分别被安置在本镇廖家祠和附近民房内,附属医院分院设于赣县的旧镇台衙门。1940 年 12 月,学校迁回赣县,院址设于省立赣县乡村师范学校内,并于旧镇台衙门设附属医院门诊部。1941 年 4 月,学校本部再迁于赣县东门外川峰坰,校址设于盐局仓库。1945 年 1 月,日寇发动湖北、粤北攻势,省立医专先迁于都葛坰,再迁于宁都石上乡;7 月,在温家祠建楼房1 栋为校本部,改石上乡学校为临时分校。

1945 年下半年,抗战结束后学校陆续迁回南昌。南昌原旧校舍荡然无存,只好暂借法院前小学为该院附属医院院址,恢复诊疗工作,另租南昌市匡庐村 6 栋及系马桩民房 2 栋为师生宿舍及教室。1946 年 6 月,学校重建工程基本完成,校部由邮政路迁入新校舍办公。1949 年 8 月 28 日,江西省人民政府发布命令:"以原省立医专加以改造为基础,与原省立助产学校、省立护士学校合并为省立医专学校。"省、市有关部门先后将乐平同乡会馆、上营坊 14 号房、新建县考棚旧址及同盟中学校址、裘家厂 19 号以及二纬路、孺子亭、四纬路等处房舍划拨给省立医专学校。

1951 年 7 月 14 日，江西省卫生厅呈请中南军政委员会卫生部，将江西省立医学专科学校改为江西省立人民医学院。10 月 16 日，中南军政委员会教育部、卫生部发联合指示："转知你省医专，奉中央教育部批复同意改称江西省医学院。"1951 年底，江西省卫生厅以校名是否略去"省"字，曾向上级请示，未经批准。1952 年 1 月 1 日，江西省立医学专科学校正式更名为江西省医学院。自 1950 年至 1952 年，学校占地面积扩大了 3 倍。

1953 年 5 月 12 日，江西省医学院向中央卫生部再次请示，拟将江西省医学院中的"省"字去掉。同年 6 月 3 日，卫生部正式批复，同意将"省"字去掉，改称江西医学院。1958 年 6 月，又与第八军医学校合并。1969 年 5 月 29 日，与江西中医学院合并为江西医科大学。1972 年 11 月 14 日，省委办公会决定：将江西医科大学改为江西医学院；江西医学院校址，仍为原医学院校址；江西中医学院迁原江西药科学校内，原药科学校并入江西中医学院。2000 年 3 月，江西医学院抚州分院(不含其附属医院)成建制的并入江西医学院。2005 年 8 月，江西医学院与南昌大学合并，更名为南昌大学医学院。

（二）机构设置

省立医专时期遵照教育部修正之专科学校规程，设校长 1 人，总理校务。校长下分设教务、训导、总务三处及会计室、统计室、附属医院、公共卫生事务所，并各设主任 1 人。设有 4 年制专科、6 年制专科、高级药剂职业科、高级护士职业科等 4 科。

1948 年 7 月，江西省立医学专科学校共有专任教授 11 人，特约教授 2 人，兼任教授 5 人。1949 年 8 月，与原省立助产学校、省立护士学校合并后学校增加 10 多名教员与医生、护士。

（三）招生

江西公立医学专门学校阶段共有 9 期毕业生，此外还有 3 期专科和 3 期护士科：护士科第一期（1943 年）6 人，护士科第二期（1945 年）11 人，护士科第三期（1946 年）6 人。江西省立医学专科学校附设战时救护人员训练班 42 人。

江西省立医学专科学校护士科、助产科、药科报考学历是初中毕业生，报考年龄 16 岁以上 25 岁以下。75% 的护士科、助产科学生享受公费，其他学生实行人民助学金制。工农子弟、军烈属享有申请人民助学金优先权。1932 年，学校在校生 110 人。1938 年秋，招收新生 1 班。1939 年 9 月，招收战时救护人员训练班 1 班 42 人。1940 年 1 月，增设高级护士职业科，招收新生 1 班。教育部委办护士训练班第二期 23 人，第三期 17 人。1941 年，增设 6 年制专科 1 班。

军管会接管医专后，为了满足社会对医务人员的迫切需要，于 1949 年 9 月招收第一批新生，其中护士科 37 人、助产科 50 人、护士补习班 50 人。

1. 江西省立医专护士班(1927—1939 年)

20 世纪 20 年代至抗日战争时期(日军侵占南昌这一时期)，江西省立医专为培养社会急需的护士开办护士班，学制及教学情况不详。1927—1939 年，共招生 6 期，现有资料可查到学生共有 40 人[23]。1939 年，日军侵占南昌，江西省立医学专科学校外迁，该护士班停办。

2. 江西省立医学专科学校护士助产班(1940 年)

1940 年，受当时教育部委托，已迁校赣南的江西省立医学专科学校举办护士助产班，共招收学生 3 期，现有资料可查到学生共 60 人。学生分别于 1941 年、1942 年、1943 年毕业。学生毕业后担任医院助理护士或助理助产士，部分毕业生继续升学，考入其他职业学校，如江西省立医学专科学校附设高级护士职业科、江西省立赣县高级助产职业学校等。

3. 江西省立医学专科学校附设高级护士职业科(1940 年)

1940 年 1 月，因战事已迁校于南康县潭口镇的江西省立医学专科学校根据社会上护理人才少和对护士急需的状况，开办了高级护士职业科，学制 3 年。当时，该校对开办高级护士职业科极为重视，专门召开校务会进行研究，制订了江西省立医学专科学校附设高级护士职业科章程，对学生的入学资格、培养目标、课程设置、奖惩措施等做了详细的明文规定。学生毕业时参加教育部组织的统一考试，成绩合格后方能毕业，并领取护士证书。

江西省立医学专科学校附设高级护士职业科，设科主任 1 人，由医专校长聘任，代替校长行使权力，处理该科一切事务。授课教师及实习带教老师也由医专校长在本校教师中选聘。

江西省立医学专科学校附设高级护士职业科对学生入学资格规定较严，其招收学生资格要求如下：17 ~ 25 岁未婚女青年，要求品行端正，身体健康，初中毕业或具有同等学力经入学考试及格者。学生入学后还要经过 3 个月的试读，试读期满考核成绩不及格或认为不能造就者则令其退学。因对学生入学资格要求严格，故该科每期招收的学生很少，最少时仅 6 人，最多时也不超过 30 人。该科学生系半工半读性质，膳宿及工作衣等均由学校供给，二年级以上学生，则根据其学习成绩，给予少量的奖金或津贴。

（四）课程设置

江西省立医学专科学校附设高级护士职业科共开设公民、国文、外语、护士应用化学、数学、解剖生理学、个人卫生、护病学及护病技术、护士伦理与护病史、微生物及寄生虫学、药物及调剂学、饮食学、心理学、外科学概要、急救术、内科及传染病概要、眼耳鼻咽喉科学概要、儿科护病学、妇科学概要、助产学、皮花科学概要、理疗大意、家政学、公共卫生学、护士职业问题、体育等 26 门课程及医院实习、公共卫生实习，所有课程分 3 年授完，授课每学期作 20 周计算，实习每学期作 24 周计算。采取理论教学与医院实习操作相结合的教学方法，3 学年中每学年都安排了临床实习，使学生毕业后能更好地胜任护理工作。

1940 年 2 月，江西省立医学专科学校附设高级护士职业科招收第一期新生 7 人，同年 3 月 1 日在南康县潭口镇江西医专附属医院正式开始上课。至 12 月因为战事影响，该科随同江西省立医专迁移到赣县。1942 年 2 月，该科招收第二期新生 13 人。1943 年 1 月，该科第一期学生 7 人参加教育部组织的毕业会考，有 6 人及格，准予毕业。1943 年 2 月，该科招收第三期新生 6 人，当时附属医院房舍已不够用，便借学宫坪本校附设卫生事务所为课堂及宿舍，并布置实验室（该屋原系赣县武庙，由江西省立医学专科学校修理改作卫生学教室及卫生事务所，供专科学生实习之用）。1944 年 2 月，该科招收第四期新生 7 人，并扩充实习室。1945 年 1 月，该科第二期学生毕业。毕业生 13 人参加教育部组织的统考，全部及格，准予毕业。同年，因战事紧张，日寇侵犯赣南，江西省立医学专科学校迁往宁都，该科亦随校迁移。到宁都后，该科三年级学生在宁都城内本校附属医院继续上课及实习，二年级学生则在位于石上乡的校本部附设石上诊所上课。在搬迁过程中，因仓促疏散，学生迁移无定所，致人数减少，最后二年级学生仅剩 3 人，不便开班，便令这 3 人转入省立赣县高级助产职业学校学习。1945年8月，该科在宁都、南丰、南城等地招收第五期新生15人。1945年9月，该科随江西省立医学专科学校迁回南昌市，于南昌市邮政路本校附属医院内布置教室，11月复课。1946年1月，该科第三期学生6人参加教育部会考，成绩合格，准予毕业。1946年8月，该科招收第六期新生26人，1947年继续招收第七期新生28人。

江西省立医学专科学校附属高级护士职业科学生学习都很刻苦，学生入学后从一年级起，学校一般安排她们半天上课或做实验，半天在医院实习。从第二学年开始，学生夜晚还要随夜班护士分组轮流值夜班，以增加实践经验。由于课业要求严格，学生学习努力，该科每期学生除极个别外，都能顺利通过教育部组织的会考，按时毕业，领取护士证书，走上工作岗位。

1949年5月，江西省人民政府接管了江西省立医学专科学校，该护士职业科也同时被接管。该科第六期、第七期学生分别于1950年、1951年毕业。1951年3月，经中南教育局批准，从江西省立医学专科学校分出省立药科学校与省立护士助产学校。至此，江西省立医学专科学校附设高级护士职业科办学宣告结束。

江西省立医学专科学校附设高级护士职业科历时11载，共招收学生102名，毕业101名，无论是办学时间，培养学生人数、质量，都居江西省高等医学院校附设的护士学校之最，在当时社会上有一定的影响。

二、江西中医专门学校附设护士学校

1926年，在神州医药总会江西分会评议会上，曾芷青先生提出办医校案，获得一致赞成。1929年，国民政府对中医的歧视愈演愈烈，禁止中医办学用"学校"名义，所有中医学校一律改为"学社"，"不准立案，不得列入学校系统"。有鉴于此，神州医药总会江西分会会长姚国美认为："中医如不亟图自办学校，真传行将暂晦。"1933年2月（《江西卫生志》记载为5月，待考证），南昌神州国医学会（1931年8月，上海的神州医药总会改名为神州国医学会，江西分会也随之更名）全体会议上，办医校之事再度被提出，获得响应，决定以学会名义发起创办江西国医专修院，呈请江西省国医分馆转呈中央国医馆备案。经多方努力，1933年9月江西国医专修院正式开学，校址设于南昌市罗家塘南昌神州国医学会内，当时江西四大名中医姚国美、张佩宜、江公铁、刘文江均在校任教，校长刘文江。1936年

12 月，第一批本科生毕业。毕业考试时由中央国医馆江西分馆派人监考。同时，学校更名为江西中医专门学校。学校以"昌明国医学术，造就中医人才，保存国医国粹，增进人民健康"为宗旨，学制 4 年（后改为 5 年）。目前资料可查学校办校 4 年，共招生 106 人，毕业 35 人。

江西中医专门学校在 20 世纪 30 年代曾创办过护士学校，培养中医护理人才，但护士学校具体创办时间、学制、教学状况、课程设置均不详。

1937 年，抗日战争爆发后，日机对南昌狂轰滥炸，致使该校校舍及附属建筑、学校设备全部毁坏，师生为避战乱，遂告星散。江西中医专门学校无力外迁，不得已于 1938 年停办。江西中医专门学校附设护士学校也同时停办。

三、国立中正医学院附设护士学校

1936 年 10 月，中央教育部开始着手筹建国立中正医学院，聘请林可胜、陈志潜、王子玕、颜福庆、朱章赓、金宝善、黄建中 7 人为国立中正医学院设计委员，著名生理学家林可胜为委员会主席、陈志潜为秘书。后又加聘时任江西省卫生处处长潘骥（潘骥辞职后由继任处长方颐积继任）、左维明为设计委员，并聘美国圣路易大学医学博士王子玕为国立中正医学院筹备主任。1936 年 11 月 3 日，国立中正医学院设计委员会正式成立，在南京教育部举行第一次委员会会议。经王子玕亲自勘定，江西省政府于1937 年 1 月征收南昌阳明路东一带地基为该院院址进行建设。1937 年 4月，江西省政府决定以江西省立医院为国立中正医学院的实习医院。1937年 6 月 19 日，教育部聘任王子玕为该院院长，并于同年 7 月 3 日正式就职。国立中正医学院为江西省兴办的唯一本科医学院。1937 年 8 月 2 日，在南昌、南京、武昌等地举行年度入学考试，招录新生 120 人。

国立中正医学院成立的同时，抗日战争爆发。1938 年 8 月 5 日，日机对南昌狂轰滥炸，学院房屋受到震动和毁坏。同年 12 月 8 日，教育部下令学院择地迁移，12 月 13 日开始向吉安永新县迁移。后因战事，又迁往云南昆明。1940 年再迁贵州镇宁县城。1941 年 5 月，江西省政府以省里医药人才缺乏为由，商同王子玕院长向教育部陈准该院迁回江西。1945 年 1月，学校又迁于福建省长汀县。抗战胜利后学校又迁回南昌。

据《第二次中国教育年鉴》所载，中正医学院于 1943 年方有第一届毕业生，1947 年度在校学生 365 人。

20 世纪 40 年代后期，设在江西省南昌市的中正医学院创办了护士学校，培养社会急缺的护士，该护士学校具体创办时间、学制、教学状况、课程设置均不详。南昌解放后中正医学院及其附属护士学校由中国人民解放军第四野战军中南军区接管，改名为华中医学院，该护士学校亦随之改为华中医学院附设护士学校，属中南军区卫生部领导。

四、江西省立医院护士学校

20 世纪 30 年代，江西于 1934 年至 1947 年先后成立江西省立医院等 10 所公立医院。

（一）江西省立医院的创建

江西省立医院创建于 1934 年 12 月 14 日，院址设南昌市章江路，第二年在背对南昌市贡院建立新院址。医院设病床 250 张，每年门诊量达 4 万余人次，住院 3000～4000 人次，当时为华东、华南地区规模较大的新型医院，也是中华人民共和国成立前全省最大的综合性医院。医院设有内科、外科、儿科、妇产科、眼耳鼻喉科、X 光科等科室。1939 年医院迁至泰和县，1945 年迁回南昌原址。1948 年 8 月，全院有职工 178 人。中华人民共和国成立后，1949 年 10 月，江西省人民政府通令，省立医院直接由省卫生处领导。1952 年，省立医院与省立医专附属医院合并，改为外科医院。1955 年，医院更名为江西医学院附属医院。1958 年，医院更名为江西医学院第二附属医院。

（二）江西省立医院护士学校的创办

随着各地公立医院的相继建立，西医医师队伍不断发展，但与之配套的护理人员则明显不足。为了解决这一矛盾，江西省立医院于 1936 年开办了护士学校，培养社会急需的护理人才。江西省立医院护士学校开办人是龚禄珍，校址当时设在民德路（南昌大学医学院第二附属医院护士楼），开办阶段教职工较少，仅有护理教师，其他课程多由医院医生兼授。该校春、秋两季招生，毕业生毕业后由国家分配工作 1～2 年，但大多数毕业生都自行寻找工作。该校招生数、学制、教学状况及何时停办不详。

五、江西省卫生学校

江西省卫生学校的前身是 1951 年 3 月由省立医学专科学校护士、助产二科和真毅高级护士训练学校、圣类思护士学校合并成立的江西省立护士助产学校，校址设南昌市上营坊，首任校长杨学志。1953年学校更名为南昌卫生学校，1955年更名为江西省南昌助产学校，其护士班与九江卫生学校护士班合并成立南昌护士学校，校址设南昌市张家菜园。1958年1月，江西省南昌助产学校与江西省南昌护士学校再度合并，更名为江西省南昌卫生学校，校址设南昌市阳明路，董乙千任校党支部书记，陈玉华任校长。1961年，学校更名为江西省卫生学校。

注 释

①为办好国立第一助产学校，杨崇瑞博士以她在妇幼保健事业中的卓越成就和名望，申请到洛克菲勒基金会给予的奖学金，派章斐成、史宏耀、曾宪璋及护士林斯馨、管葆祯、陈怡迪等赴英国学习助产教育及进修助产专业知识，章斐成、管葆祯回国后分别任江西省立南昌高级护士职业学校校长和江西省立助产职业学校教务主任(1934年9月—1938年8月)。

②《光绪朝东华录》卷一百六十九，第1页。

第四章 中央苏区医护学校

江西地处要冲，历来是兵家必争之地。近代江西战争频仍。太平天国战争爆发后，清政府军队与太平军在江西激烈厮杀近 10 年。辛亥革命，九江为江西首义之地。进入民国时期后，江西更是战争不断。

中央苏区医护学校和看护班的创办有其特定的历史背景。革命战争年代，疾病防治和战伤救助的关键是必须培养一支有足够数量，具有一定医疗技术水平的卫生队伍。但因战事频繁激烈及国民党军队对中央苏区的严密封锁，当时的医药卫生现状远远不能满足残酷的战争需求。为解决这一实际问题，中华苏维埃共和国临时中央政府和中央革命军事委员会采取了一系列具体措施，先后筹办一批医学校，培养一大批"政治坚定、技术优良的红色医生"，为中国革命事业做出了巨大的贡献。

第一节 中央苏区革命战争与战伤救护

中央苏区是中央革命根据地的简称，位于江西南部、福建西部，是全国苏维埃运动的中心区域，是中华苏维埃共和国党、政、军首脑机关所在地。到 1933 年秋，中央苏区辖有江西、福建、闽赣、粤赣四个省级苏维埃政权，拥有 60 个行政县，总面积约 8.4 万平方公里，总人口达 453 万，共产党员总数约 13 万人，红军和根据地发展到了鼎盛时期。中央苏区由此成为全国最大的革命根据地。

红军早期以游击战见长，而游击往往意味着大范围、长时间的快速行军。部队奔袭过程中伤员处置是个大难题：拖带着走，影响行军；安置救治，又没有稳定的后方医院。因此，游击时期伤员如何处理，是革命军队起初面临的重大难题。在战伤救护方面，起义部队主要是依靠伤员的自救与互救。根据地稳固后，红军开始建立医院，收容伤员。但根据地位处山区，交通不便，还面临敌军的围剿，物资匮乏、医药短缺，医务人员极为紧缺是最大难题。

南昌起义后，起义部队根据党事先的决定南下广东，沿途多次遭敌袭击，加之天气炎热，伤员大增。中共由此开始面临大量伤员问题。南昌起义部队初始约有 2.2 万人，8 月底在会昌与钱大钧部激战，伤亡 800 余人。9 月底潮汕战斗中伤亡大增，加上患病和失去联系等非战斗减员，到饶平与红二十五师会合时，只剩 2500 人左右，一部由董朗、颜昌颐率领进入海陆丰地区，另一部由朱德、陈毅率领转战湘南。战斗中的重伤员暂时寄养在群众家中或慈善机构中。经中共汀州地下党的工作，会昌战斗后的 300 多名伤员被送到福建汀州福音医院①，由院长傅连暲帮助救治。福音医院当时只有 3 名医生，医药物资极其短缺，傅连暲克服重重困难，除医院的医护人员外，还动员当地学校的师生参加护理工作，医治了包括徐特立、陈赓在内的部分伤员[27]。

秋收起义部队转战井冈山途中，很多伤病员因缺医缺药死在路旁[28]。秋收起义部队中也没有正规医生，只有一个姓陈的小伙子，初学中医，遇枪伤却无法救治，而且担架人员也不足，伤员难以随军行动[29]，情形与南昌起义相似。

1927 年 10 月底，秋收起义部队（工农革命军第一师第一团）进抵井冈山地区，到达三湾。改编过程中，毛泽东开始关注伤员安置工作。当时组建了一个卫生队，何长工任党代表，专门负责收容伤员。10 月 3 日，古城会议讨论"安家"事宜，伤员问题被重点提及。毛泽东后来与袁文才、王佐达成合作协议，在他们的帮助下安置了部分伤员。在当时的历史条件下，就地疏散留治是红军安置伤病员的主要方式，也是完成繁重的护理任务的基本做法。红军同时在茅坪设立了后方留守处和医院[28]。

第二节　红军医院的创建

红军时期是中国人民军队卫生工作的初创时期。在中国共产党的领导和关怀下，中国工农红军的卫生工作经历了从无到有、从小到大、从高度分散到相对集中的发展历程。

毛泽东同志在井冈山时，将建设较好的红军医院与修筑完备的工事，储备充足的粮食作为巩固根据地的三个办法[30]。

部队进抵井冈山地区后，在宁冈茅坪攀龙书院②以工农革命军第一师第一团卫生队的人力、物力成立了一所"后方临时医院"(图4-1),设有医务室、药房、简易住院部,曹嵘任院长,赵仲发任党代表。初期医院只有医生3名,加上12名看护和担架人员共20余人。到11月,增加了3名中草药医生及看护排、事务排各10人,后发展到有16名医生和40多名看护,共收容伤病员250余人。

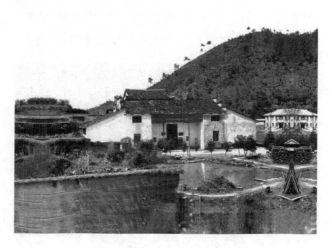

图4-1 宁冈茅坪攀龙书院旧址

1928年4月,南昌起义部队与秋收起义部队在井冈山会师,合编成革命军第四军(后改为中国红军第四军)。以后方临时医院为基础,在井冈山中心地区的五井,建立革命军第四军后方医院(图4-2)。有医生近10人,看护几十名,红四军留守处主任杨至诚兼任院长(后由南昌起义的原二十五师医官段治忠接任)。院部设在中井村大树窝(后迁至小井),分设候诊、药房、诊疗、伤病员住房等。

1931年,红军已发展到14.5万人。为适应红军卫生工作需要,1931年春成立了红军总医院,随后又改为红军总卫生部,统一领导红军卫生工作。

一、红光医院

随着红军不断扩大,战斗频繁,伤病员逐渐增多,1928年10月,毛泽东在湘赣边界第二次代表大会上提议建立较好的红军医院,院址选在大、小五井和九龙地区[4]。为筹建医院，大家纷纷捐款，干部、战士合力共捐款 1000 余元。医院分几部分，分设在大井、中井、小井几个村子里。院部在中井，内科和中医部设在大井的一个破庙里，伤病员分散在老百姓家里。1928 年 10 月，红四军特务连连长宋建盛在小井主持修建红光医院。1929 年 1 月，医院建成。当时原本计划修建 4 栋房子，最多可收容 1000 人，但因财力不够，最后只盖成 1 栋两层木质结构的房屋，内有 32 个房间，可容纳 200 名伤病员，名为红光医院③。医院院长曹嵘，党代表肖光球，党总支书记曾志，医务室主任段治忠。院部设诊察室、候诊室及病房，下辖 4 个治疗单位（也称所），每个治疗单位有 1 名所长和指导员。

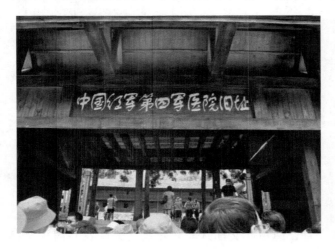

图 4-2　中国红军第四军医院旧址

红光医院是井冈山根据地中国红军的第一个设施较为完善的医院。当时护理工作的主要内容是：为伤病员解决吃住问题；换药工作；对伤病员进行生活护理。红光医院的创建具有历史意义，为我军开展护理工作奠定了基础。

二、蛟洋红军医院

从 1927 年底毛泽东初上井冈山，到 1929 年 1 月被迫撤离，红军大小战事不断，几无喘息之机。因此，当时虽然有建立医院的意识，但成效并不显著。1929 年 3 月，红四军攻占长汀，部队随后进行整编，医疗救护系统才进一步完善，首先是健全军队医疗体制，其次是建设较好的红军医院。

蛟洋是闽西革命根据地的中心地带，是闽西较早战乱的四个地区之一，当地革命政权已经建立，群众觉悟高，基础条件好。上杭县蛟洋乡石背村四周群山环抱，既便于伤病员的疗养，又便于隐蔽，是最适合建医院的场所。1929年6月，红四军打下龙岩，朱德找到闽西地方党负责人傅柏翠，要求其将百余名红军伤员送到蛟洋老区。为了医治在战争中负伤得病的红军和俘虏中的伤病员，红四军军部和中共闽西特委研究决定，由红四军军部拨给一笔经费作为创办经费，在上杭县蛟洋乡石背村"傅氏宗祠"创办闽西第一所红军医院——蛟洋红军医院[31]（图4-3）。"傅氏宗祠"祠堂系土木结构，大小40余间房屋，共可收治伤病员300余人。蛟洋红军医院是在红四军军部直接领导和中共闽西特委支持下建立起来的中国革命史上第一家正规的红军医院，时任红四军党代表的毛泽东对办好闽西红军医院极为关心重视，在邓子恢、张鼎丞陪同下，亲自参加了医院成立大会。蛟洋红军医院驻于蛟洋历时6个半月，隶属于闽西苏维埃政府和红十二军领导，选派原军部副官陈永明任红军医院院长，中医王俊恒任党代表。

蛟洋红军医院初建时困难重重：一是医务人员极少，只有3名医生（中医2人，西医1人），看护3名（2男1女）。1929年6月下旬医院初建时就有100余名伤病员，后增至200~300人。二是药品、器械奇缺，医疗设备极为简陋，药品以中药材为主（主要靠当地永生堂、来苏堂药铺供应），西药尤以麻醉药品为少，卫生材料十分紧缺。

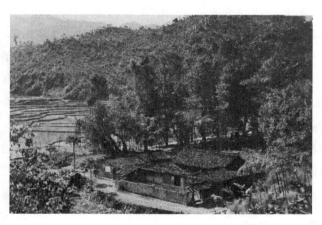

图4-3 蛟洋红军医院伤病员住房旧址（傅氏宗祠）

毛泽东在蛟洋领导召开中共闽西"一大"期间，曾几度前往蛟洋红军医院检查医疗设施，并到各病房看望伤病员。1929年12月，红四军在福建古田召开第九次党代表大会时，在毛泽东亲自起草的《古田会议决议案》

中，把红四军的医疗卫生工作情况，特别是蛟洋红军医院的情况和存在的问题，专门作为《古田会议决议案》的第八部分"优待伤病员问题"，写入决议中。把卫生问题作为党的决议贯彻实施，这对改进卫生工作是有重大意义的，不仅使闽西红军医院工作得到了改善和加强，也为以后的人民卫生事业指明了方向。

古田会议花大量篇幅讨论伤病员问题，后来实施效果明显。首先是建立战地救护体系。1931 年 5 月 3 日，第二次反"围剿"前夕，红军发布《战前各种固定事宜的训令》，令各军医处在前线绷带所与后方医院之间迅速成立野战医院，以便收容伤兵转送后方。[31]轻伤员在前线绷带所由卫生队包扎，重伤者送野战医院，野战医院再进行区分，将受伤最重者转送后方医院，较轻者就地治疗。其次，各军成立军医处，团、营、连成立卫生队，明确规章制度。1931 年 6 月 27 日，第三次反"围剿"前，总军医处成立，贺诚为处长，全面统管卫生工作。此后，诸多卫生章程相继颁布，伤兵统计表、门诊疾病分类表、死亡诊断书、死亡调查表、军医调查表、卫生干部调查表、看护表、诊断簿等开始运用实行。医院每月 25 日都要收集相关材料，向上级填报。总军医处还对各卫生部门的编制做出详细规定，如团卫生队，医生 2 人、看护员 10 人、担架队员 72 人、其他炊事等杂务人员 134 人；师卫生队，医生 2 人、看护 15 人、运输员 8 人，合计 90 人；师还需配备专门的担架队，担架 72 付，分 6 排，每排 3 班共 18 班，每班 12 人；军团卫生部，医生 1 人、运输员 12 人、担架队 24 人，合计 94 人；方面军，医生 1 人、担架 36 人，总计 145 人。至此，中共军事医疗体系已初具雏形。最后，医院数量增加，收容能力提升。1931 年 9 月，苏区中央局秘书长欧阳钦报告，红军总医院设在宁都，共有 4 个分院。分院之下设所，伤病员多分住在所里，医院伤病员有 3000 余人[32]。

古田会议后，毛泽东再次到蛟洋红军医院看望伤病员。由于红军要转战江西，毛泽东特地找闽西地方负责人傅柏翠谈话，交代将蛟洋红军医院交给闽西地方负责领导，所以蛟洋红军医院又称闽西后方医院。

三、闽西红军医院

1930 年 1 月，闽、粤、赣三省敌军"围剿"闽西革命根据地。为了确保伤病员的安全，红军医院转移至古田的小吴地。不久，敌三省"围剿"被粉碎，地方红军打下了龙岩。红军医院又从小吴地迁到位于龙岩城里北门虎

岭山麓的外国教会办的爱华医院，与爱华医院合并组建成闽西红军医院
（图4-4），后来将其发展为福建军区后方医院。1930年11月，国民党军
四十九师攻占龙岩，闽西红军医院即迁往小池，驻禾南厝，改名为红十二
军闽西后方医院，院长罗化成，政委王俊恒。护士有刘松美（女，小池
人）、刘新凤（女，湖邦外洋人）等8人。1931年2月，闽西红军医院由小
池迁往上杭的芦园，伤员住在上杭小和坑的文昌阁、大塘背等处，病员住
在大洋坝，并设立闽西红军医院中医部，院址设在大洋坝陈屋村的福兴楼
和陈氏祠堂里，并在此驻3~4个月。1931年11月，由于敌人的"围剿"，
闽西红军医院撤退至白砂赖坑大陂头。

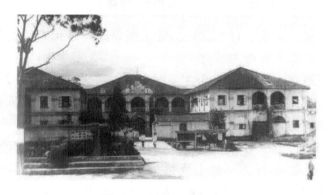

图4-4　闽西红军医院

1932年春，随着革命形势的发展，我军于2月成立福建省军区，编有
军医处。此时，闽西红军医院改为福建省军区后方医院第二分院，院址迁
往南阳黄蜡坑，院长罗化成。这时的医院已具有较大规模，可容纳伤病员
500余人。

福建上杭溪口镇陈屋村的闽西红军医院旧址，又名福兴楼④。闽西红
军医院可收治病员1000余人，为中国人民的革命事业做出了巨大的贡献。

1933年3月，闽西红军医院撤到长汀蔡坊，改名为福建省军区后方医
院，由福建省军区卫生部直接领导。不久医院搬到长汀四都，故又称福建
省军区四都后方医院（第三分院后来设在宁化县城），该院有医生护士300
余人。

1934年10月，中央红军8万余人从福建长汀、江西瑞金等地出发，
开始长征。红军长征后，医院留守，范一农院长负责全院，由四都逐步向
谢坊、琉璃坑、姜畲坑等山区撤退，将重伤病员分散寄居群众家中，派护

士治疗。

1935 年 5 月，福建军区整编，医务人员合并到军区，分至三个营，第一营医官范同麟，第二营医官黄晓岚，医院至此停办。

1931 年 10 月至 1933 年 12 月间，是红军卫生工作大发展时期，据当年《红星报》的不完全统计，至长征战略转移前，苏区有第一到第十后方医院，每院下设 5 ~ 6 个所，每个医疗所可收容约 300 名伤病员。此外，还有 6 个兵站医院，2 个残疾医院，1 个疗养院[33]，已形成了一个比较完整的卫生工作体系。中央军委总卫生部已有前方和后方两套卫生工作系统。

四、红军医院创建初期医务人员的来源

红军医院虽在形式上日趋完善，但医药资源短缺仍是关键问题。红军医院创建初期医务人员的来源有：

第一，当地医生，以中医为主。一般是红军占领某地后，经过动员，说服他们加入革命队伍，其中傅连暲最具盛名。他早年随父母在长汀教会工作，自幼加入基督教，是虔诚的基督徒。1925 年任汀州福音医院（基督教会开办的医院）院长。1927 年救治过南昌起义部队的伤兵。1929 年 3 月，朱毛红军到达汀州，一些士兵感染天花，傅连暲帮助接种牛痘。此间，他与毛泽东首次接触[34]。1933 年 2 月，经毛泽东动员，傅连暲把医院由汀州迁往瑞金，完全归附于红军。另一个较为著名的地方医生是戴济民，他也是一个基督徒，原本在吉安开设私人医院。1930 年 10 月，红一军团攻占吉安，受伤战士 1000 余名。为争取戴济民，毛泽东、朱德、罗炳辉、谭震林、张宗逊等人亲自拜访。在诸多将领的劝说下，戴济民最终参加革命，主持建立工农革命红色医院。医院下设 4 个连，第一连收治重伤员，第二连收治轻伤员，第三连收治下腿溃疡，第四连收治内科病。医院当时共有 7 名医务人员，负责救治 800 余名伤病员。1931 年 3 月，戴济民入党，任红一方面军总医院院长。

第二，俘虏过来的国民党医官。俘虏过来的医务人员受过正规医学教育，懂现代医学技术，救治水平较高。最初人数较少，但随着战事推进，数量不断增加。据红色医生涂通今回忆，俘虏过来的医务人员比派遣和动员过来的都多[35]。其中较为重要者，如李治，毕业于南洋医科大学，原本在张辉瓒十八师六团任上尉军医，第一次反"围剿"时被俘，后参加红军，任红军第一医院院长。戴正华，毕业于南洋医科大学，原本在国民党五十

六师任少校军医，第二次反"围剿"时被俘，后在红三军团工作，曾任医务科科长。其他医生还有段治中、吴清培、陈义厚、姜齐贤、孙仪之等。

第三，1930年后中央派遣过来的红色医务干部。1930年1月，中央军委在一份报告里提到，红军缺乏医疗技术人才，各级党组织以至中央要尽量寻觅，同时还需从莫斯科抽调一批人来。1930年3月18日，中共中央要求各省委、军委及各级党部从速调查所管辖区域中的医务人才，汇总统计后提交中央军委。8月3日，中央正式通知决定把全国党组织下的所有医学技术同志，只要身体健全的，无论如何即刻调来中央，先到专门卫生学校接受短期训练，然后送到各红军队伍中去[36]。8月4日，革命互济总会也发出招聘军医的通知，并给各地党部下达具体指标，最多者如武汉需50人，最少者济南、广州等也需10人。1931年，贺诚、陈志方、彭龙伯（彭真）、鲍平、王立中、唐义贞等一批医务干部被派到中央苏区。贺诚于1931年4月到达苏区，随即创建总卫生部并担任部长，全面统管医疗卫生工作。11月，第一所军医学校暨中国工农红军军医学校（后改名为红军卫生学校）创办，贺诚兼任校长、政委，陈志方担任教育主任。唐义贞到达苏区时年仅22岁，即担任红军卫生材料厂厂长。彭龙伯、王立中也都曾担任过红军卫生学校校长、政委等职务。

五、红军医院的护理组织与管理

红军中的护理工作者（时称看护员）与全体卫生工作者一道，在完成战伤救护、治疗、护理、卫生防病等任务中做出了可贵的贡献。

（一）护理组织

随着红军的卫生机构和卫生工作体系的形成和发展，护理组织也初步形成。1930年中央红军在第一次反"围剿"中，医护有了初步分工，已设有看护长。1931年，党中央派贺诚、彭龙伯、陈志方等一批医务干部到中央苏区工作，确定由贺诚同志负责组建总军医处，并对各部队各级卫生机构进行整编。护理组织从看护班发展到看护排、看护连、看护营，如红四方面军总医院将看护编为1个营，3个连（2男1女），分别设看护班长、排长、连长、营长，由他们组织实施护理工作。

1934年9月，由中央军委命令，公布了红军卫生机关编制，其中看护人员编制如下：[37]

军团医院所部编制：看护 37 人（内看护长 1 人，班长 4 人）；

师卫生部兼野战医院（收容 500 人）编制：看护 37 人（内看护长 1 人，班长 4 人，每班 9 人）；

团卫生队编制：看护 16 人（内班长 1 人）；

各附属部队机关卫生所编制：看护 8 人（内班长 1 人）；

军区卫生部兼甲种疗养所：看护 18 人（内班长 1 人）；

军区卫生部兼乙种疗养所：看护 12 人（内班长 1 人）；

分区甲种疗养所：看护 15 人（内班长 1 人）；

分区乙种疗养所：看护 10 人（内班长 1 人）。

（二）护理管理

1930 年以来，红军卫生工作的各项规章制度已陆续建立，特别是 1932 年 9 月总卫生部成立后，制定并颁发了一系列有关卫生法规。在此期间，统一了各种卫生报表，制定了看护调查表，建立了医护分工制、领药服药制度、换药制度、查房制度、医院管理制度等护理工作制度。此外，还建立了出入院制度、院规、床头卡、请销假制度和工作人员的作息制度等。1933 年 9 月召开的后方医院行政工作会议上，大家互相交流了管理经验，进一步健全医院的工作制度，并检验了诊疗、消毒、清洁卫生与伤病员伙食管理等制度的执行情况。

第三节　中央苏区医护学校与看护班

随着红军队伍日益扩大，对卫生人员的需求与日俱增。为了从根本上解决红军卫生人员数量与质量无法满足部队需求的实际问题，中华苏维埃共和国临时中央政府和中央军委、各军团、各苏维埃地方政府采取了一系列具体措施。从 1929 年开办的龙港医院及红三军团医院看护训练班后，又相继开办了护士学校和卫生学校，培养护理人员。中央苏区创办的医护学校和看护班有中华苏维埃共和国临时中央政府内务人民委员会创办的和中央革命军事委员会总军医处创办的，具体创办情况如下：

中华苏维埃共和国临时中央政府内务人民委员会创办的学校有：

1930 年，红一军团红三军看护班，茶岭总医院看护班，赣西南红色总医院女子看护学校（2 月，江西兴国）；1931 年，筹建医护学校（11 月，江西瑞金）；1932 年，中央红色看护学校（2 月，福建汀州），中央红色医务学校（4 月后，福建汀州）；1933 年，中央红色医务学校（年初，迁至江西瑞金杨江下）。

中央革命军事委员会（简称中革军委）总军医处创办的学校有：

1931 年 11 月，中国工农红军军医学校建校。1932 年，中国工农红军军医学校 2 月迁至江西于都；6 月迁至江西兴国茶岭。1933 年 3 月，中国工农红军卫生学校 3 月迁至江西兴国茶岭；8 月迁至江西瑞金朱坊。

1933 年 10 月，中央红色医务学校、中国工农红军卫生学校合并为中国工农红军卫生学校（江西瑞金）；1934 年 10 月，中国工农红军卫生学校随中央红军部队开始长征。

1931 年 10 月至 1933 年 12 月是红军卫生工作大发展时期。在此期间，创建了第一所红军军医学校，至长征前，共培养看护生 300 名[37]。

一、中央红色看护学校

1931 年底，中央做出决定，开办一所中央红色看护学校，并乘当年红军十二军军长武中豪患病在中央根据地汀州福音医院住院治疗，毛泽东和朱德同志经常去探望之机，在一次与院长傅连暲谈话时正式向他提出，希望他为红军训练些医生。傅连暲一口答应："我一定尽力去做"[38]。

1932 年 1 月 13 日，《红色中华》第五期发表一条消息"看护学校将开学"，披露了中华苏维埃共和国临时中央政府内务人民委员会的决定：

"临时中央政府内务人民委员会，为诊治灾区群众的疾病与指导群众卫生工作等，决定办一所看护学校，于 2 月 1 日在汀州开学，时期 2 个月（据傅连暲同志回忆，学制定为 6 个月，与《红色中华》发表消息略有不同），主要学习课目为普通内外科的诊断和治疗及绷带、救急、看护常识与卫生常识等，学生名额共 60 名，江西、闽西各 30 名。学生入学资格为：①愿为社会服务，工作积极；②身体强健，没有暗疾或恶劣传染病；③思想活泼，性情不粗躁，能识文字的（如各条都好，不识字的也要得）；④年龄在 17 岁以上 24 岁以下；⑤男女生不限定。闻具有以上资格，该校即可录取云。"

学员很快集中到一起，根据规定，学生名额 60 名，男女不限（实际上男女各半），又从红军中调来 3 名残疾干部，1 人担任政治委员，2 人担任政治指导员。

1932 年 2 月 1 日 (农历年底) 正式开学, 校址设在汀州城内的万寿宫 (即江西会馆)。

开学上课后, 傅连暲发现学员文化水平太低, 最多的也只识几百个字, 学习较困难, 因此决定给他们先补习文化课。每天除了学业务知识外, 学校还特地请了地方上的一个教师来教文化课。专业课授课时, 傅连暲同志念一句, 学员跟着念一句, 但是初念过后, 大多数学员还是不懂。傅连暲同志将这个情况向毛泽东做了汇报, 毛泽东指示道: "挑部队中最常见的病来教, 挑部队中最常用的药来教, 讲不懂, 就做给他们看。" 傅连暲坚决执行了毛泽东的指示, 重新考虑教案, 确定每天上两次课, 临时实习两次, 讲课中遇到疑难问题, 通过示范来说明。例如注射方法, 就拿注射器在课堂上当学员面进行注射, 这样, 学员们很容易就学会了。

中央红色看护学校学员生活十分艰苦, 他们住在万寿宫的破房子里, 睡稻草地铺, 穿从家里带来的便衣, 吃糙米饭。因为战时封锁, 没有盐吃, 都是用酸菜、辣椒送饭, 宿舍里四五个人合用一盏茶油灯。由于大家的学习目的明确, 学习劲头十足, 所以学习成绩都很不错。

中央红色看护学校学生还没毕业, 一军团、三军团都来催着要人。1932 年 4 月, 红军漳州大捷后, 红色看护学校第一批学员举行毕业典礼, 朱德特地赶来参加典礼并讲话。后来, 毕业生大部分被分配到前线部队, 小部分成绩好的学员留下继续参加中央红色医务学校的学习。

中央红色看护学校的建立是中华苏维埃共和国创建举办正规医校的尝试, 通过一段时间的办学实践, 取得了成功的经验, 也看到了这种办学方式的不足, 为以后办更大规模的医校奠定了思想、师资和管理基础。

二、中央红色医务学校

1932 年秋, 毛泽东找傅连暲谈话, 他说: "现在环境更加稳定了, 我们应该训练自己的军医, 光会涂碘酒是不行的。" 两人商谈并决定了办红色医务学校的计划, 确定以 1 年为期, 由傅连暲主持开办中央红色医务学校, 培养红军自己的军医。学校学员来源有红色看护学校第一期毕业生中成绩最好的学生和新招收的一批学生, 共 20 名[39]。

傅连暲根据毛泽东的指示, 仔细研究部队卫生工作的特点和作战地区的特点, 选择教学内容和教学方法, 并决定在 1 年内, 要求学员能掌握最基本、最迫切需要的医疗技术。他白天上课, 夜间编写讲义, 共编写了外科学、内科学、急救学、处方学、药物学和绷带学 6 种讲义,在汀州城内用石印技术印刷出来,发给学员学习,使学员的业务水平有很大提高。后来,一军团、三军团翻印后发到各部队作为卫生人员学习用书。

1933 年初,根据中央指示,中央红色医务学校随同傅连暲主持的福音医院从福建汀州迁至江西瑞金杨江下。不久,随着中央红色医院的建立(以福音医院为主),毛泽东指示傅连暲把红色医务学校移交给中央军委军医处,由贺诚管理,傅连暲主管中央红色医院。10 月,中央红色医务学校与中国工农红军军医学校合并,校名为中国工农红军卫生学校。中央红色医院改为中国工农红军卫生学校附属医院。

中央红色医务学校存在时间虽短,但与其前身中央红色看护学校一起,在毛泽东同志亲自指导下,为我军正规训练、培养了一批医务人员,这些毕业生和部队一起南征北战,浴血疆场,其政治意义远超过一般学校的建立。因为医务学校培养出一定数量的毕业生,表明了中央苏区不仅有能力训练、培养出军事、政治人才,而且也有能力正规训练、培养专业技术人才。该校毕业生钟有煌等多人后来成为我国卫生或医学教育工作的领导骨干,为中华人民共和国卫生事业的发展做出了巨大的贡献。

三、中国工农红军军医学校

在革命战争年代,通过对部队医疗卫生工作情况的调查了解,贺诚更加感受到改善中央革命根据地医疗卫生工作的急迫。1931 年 9 月,贺诚向毛泽东提出创办红军军医学校培养军医的建议,得到毛泽东等领导同志的赞许。1931 年 11 月,中国共产党在江西瑞金召开了第一次全国苏维埃代表大会,成立了以毛泽东为主席的中华苏维埃共和国临时中央政府。会后,批准了由贺诚主持的中央军委总军医处向中央军委提出创办军医学校的建议。1931 年 11 月 20 日,中国工农红军军医学校在江西瑞金宣告成立,这是我党自成立以来创办的第一所军医学校,是苏区第一个正规军医学校。红军军医学校的任务是"积极创造无产阶级医务人才,以担负救护红色英勇伤病战士使命"。中国工农红军军医学校校长、政委由红军总军医处处长贺诚兼任,总军医处医务主任陈志方兼任教育长,彭龙伯、李治、徐健、曾守蓉等任教员。

1931 年冬至 1932 年初,根据政治坚定、身体健康、具有初等文化等条件,各部队选送 200 余名战士参加文化课考试,后录取了 25 名(正式学员 19 人，其中女生 1 人；旁听生 6 人，其中女生 3 人；年龄 16~30 岁，文化程度普遍不高）作为军医学校的第一期学员（如张光、游胜华、刘放、谢心亭、杨卫生、石大祥、何犹龙、章荣、范童麟、吴海富、吴海波、刘柯等），旁听生 6 人在开学后不久，因文化水平太低，无法坚持学习而中途退学。1932 年 2 月 22 日，中国工农红军军医学校在江西于都西门外的一座祠堂举行了开学典礼，中革军委主席、红军总司令朱德，总参谋长叶剑英和总政治部主任王稼祥出席了开学典礼。朱德在讲话中指出：“中国工农红军已有很大发展，但医务人员缺乏，必须培养自己的红色医生。”他勉励学员：“要学好本领，为红军服务。”开学典礼上，贺诚校长做了建校经过的报告，陈志方主任介绍了教学计划，刘放代表全体学员发言。最后，贺诚宣布了根据毛泽东同志的指示而制订的“培养政治坚定、技术优良的红色医生”的办学方针。

中国工农红军军医学校第二期于 1932 年底招生 39 人；1933 年 2 月，第三期原本计划招生 60 名，结果仅有 40 人通过考试；1933 年 7 月，第四期计划招收 80 人，最后也没有录满。学员入学条件是，“苏区工农青年，在 16 岁以上，25 岁以下，政治坚定，身体健康，能写简短文字，志愿学医的”，经当地政府介绍，考试合格，即可入学。

1933 年中国工农红军军医学校从第四期起与中央红色医务学校合并，更名为中国工农红军卫生学校。

学校设置课程有：解剖学、生理学、组织学提要、药物学、诊断学、细菌学提要、外国文（日文、德文）、病理学提要、内科学、外科学、卫生勤务、皮肤花柳提要、耳鼻喉提要、军队卫生、眼科提要、法医提要等。

1932 年 3 月，红军攻打赣州，学校停课，学校随部队主力参加江西赣州战役，学员随第三军团医院前往前线，开展为伤员清创、止血、取弹、截肢等救护工作。战斗结束，学校又到谭头圩组织临时伤病医院，运送伤病员至阳曲后方，随即又奉命赴汀州支援一军团、五军团攻打福建龙岩、漳州和广东水口的战斗，在广东新丰组织临时医院，先后收治 1000 余名伤病员，直至任务完成。

1932 年 6 月，战役结束后，学校重返于都，恢复教学。同年 8 月，经中革军委主席朱德批准，学校迁到红军总医院所在地兴国县茶岭镇继续办学。学校迁至茶岭后，贺诚、陈志方相继奉调总卫生部，随中央去瑞金工作，彭龙伯继任校长并主管教学，总医院政委王立中兼任政委，陈义厚任教育长。当时教员增至5人，分别为李治、曾寿蓉、孙仪之、李延年、俞翰西。总医院外科主任徐健及其他一些医生也到学校兼职授课。

茶岭的办学条件异常艰苦，教室由几间民房组成，教材由教员自编，讲义由学员自刻蜡版、自己油印。仅有的教学设备是几张挂图、一具人体骨骼标本和两台显微镜。所有的这些设备仅用一匹马就可全部驮走，故有人戏称当时的军医学校为"马上学校"。课程安排采取少而精的原则，结合战争实际，突出重点。基础医学课首开解剖学、生理学、药理学和拉丁文4门课程。临床医学课则以战伤救治和疟疾、痢疾及下腿溃疡等多发病的防治为重点，辅以必要的基础知识讲授。在瑞金革命纪念馆保存的资料中，有1933年出版的红军卫生学校内科学讲义。同时，为提高学员的思想政治觉悟，由校领导或教员每周一次（2～3小时）为学员讲解"中国革命的基本问题""什么是帝国主义""两个政权"等革命形势。

尽管学习、生活条件十分艰苦，但学员的学习热情始终不减。在"一切为了前线胜利"的口号鼓舞下，学员们刻苦学习，教学秩序井然。每天上课时间约为4小时，中间穿插自习，教员经常深入课堂辅导，随时答疑解惑。彭龙伯校长同时也承担教学任务，负责讲解生理学、解剖学、内科学、外科学等几门主要课程，自编教材，日夜操劳。

中国工农红军军医学校学制约1年，第一期19名学员于1933年4月参加毕业考试，全部毕业。红军军医学校于长征前共培养看护生300名左右。接着学校又招考第三期学生，50余人。迁至瑞金后，第二期学生毕业。此后又招考了第四、第五、第六期学生。1934年10月长征前，第三、第四、第五期学生毕业，又招考了第七、第八期学生。学校至长征前，共招收8期学生，总计培养医学生686人[40]。

四、中国工农红军卫生学校

1932年9月，中革军委将总卫生处改称总卫生部，贺诚任部长兼政委。1933年8月，中国工农红军军医学校从茶岭迁至瑞金，与从汀州迁来的中央红色医务学校合并，改名为中国工农红军卫生学校，校址在瑞金下罗乡朱坊村（现属叶坪），与红军卫生部邻近，学校隔河与洋冈下的红军医院相对。学校校长陈义厚，政委黄应农，教务主任王斌，政治部主任周越华，专业教员大多是从国民党军队过来的军医。学校规模进一步扩大，办学条件得到改善，除设有军医班外，还开设护士、药剂、卫生保健等专业，学员不断增加，最多时达 1000 余人，为红军培养了大批急需医护人才。全校师生编为 2 个大队，医科为一个大队，约有 200 人；其余各医护班为一个大队，约 300 人。学制 1 年，10 个月理论课，2 个月临床实习。理论课外分为基础和临床两阶段，有一定的进度安排，课程设置及内容选择较之前完善。学校设有图书室、解剖室、标本室等。1934 年 2 月，招收第六期学生。1934 年 2 月 16 日出版的《红色中华》第 150 期刊登红军卫生学校军医科第六期招生简章，其中有以下内容："思想正确，政治坚定，身体壮健，能做简短文章，能看懂红色书报，年龄在 18 岁以上、25 岁以下，志愿终身于医学，不分男女，均可报考。"长征开始时，第六期以后的学生还没有毕业，卫生学校随军长征，学生在长征途中坚持学习，完成学业。

为了发掘学校培养医护人员的潜力，普及医学卫生知识，我军决定从 1934 年 1 月 1 日起开办医科函授班，招收学员 80 名，规定凡在职医生、司药、医助及其他有志医学，文化水平为能看懂红色报纸的，不分男女，经考试录取，即可入学。学习期限 1 年，考试及格者发给毕业证书。办医科函授班开创了人民医学教育事业采取函授形式教学的先例[39]。

五、中央苏区其他医护学校

为解决红军医护人员的不足，除中国工农红军军医学校外，凡是有条件的医院、军团和军区卫生机关，也分别开办了看护学校或训练班。从 1929 年起就开办看护训练班，以后又相继开办了护士学校和卫生学校，培养护理人员。据当时不完全统计，中央苏区医护学校和看护班有 1929 年红八军龙港医院开办的看护训练班及红三军团总医院看护训练班、红二军团军医讲习所、鄂豫皖军委后方总医院医务训练班、红四方面军总医院卫生学校、茶岭红军总医院看护学校、赣西南红色总医院女子看护学校、闽西四都医院看护学校等。

（一）赣西南红色总医院女子看护学校

1931 年 2 月 15 日，赣西南红色总医院女子看护学校在江西兴国城岗创办。在当时由江西省苏维埃政府主席曾山发布的"通告"⑤中详述了此校创办的缘由和入学条件。通告发表以后，不少女青年报名上学，在保存下来的上述"儒林区苏维埃政府翻印"的"通告"后面，就有用毛笔批注着"兹有肖长苟×××（脱落）同志等贰位想×××"（部分脱落致辨认不清），但其意思是清楚的，即有两位女青年想报名上学。

该校存在时间短暂，也没有正规的教学顺序，更没有留下文字资料，以致很少为后人所提及。但据已存资料考证，该校是中央苏区的第一所看护学校，是我军进行革命战争需要采取的权宜之计，没有很强的计划性。这从上述"通告"中就可以看出，江西省苏维埃政府限定在匆匆的"十天内"就要在全省"选派大批女同志前来学习"，这是一般医学院校所不采用的方法，从中也可以推测当时医护人才的紧缺程度。尽管这样，在革命需要基础上的这所女子看护学校的开办，仍不失为中央苏区办医学院校的先驱。

（二）其他地方开办的军医学校和看护班

除红军卫生学校外，其他地方也相继开办了多所军医学校。如 1932 年红三军团总医院开办的看护训练班，至长征前，培训医护人员数百人。在 1930 年第一次反"围剿"作战开始前，红一军团红三军开办了一个看护训练班（红一军团红三军看护班），以解决人手不足的问题。1930 年，为了迎接反"围剿"，茶岭总医院开办了一个看护班（茶岭总医院看护班），学员都是从泰和、永丰、吉水各县抽调来的，年龄在 20 岁以下，男女共有 30 多名，边参加工作，边由医生讲解看护知识，解决了当时看护人手紧缺的实际问题。

1930 年 11 月 30 日，江西省总行动委员会开办看护训练班，招收 30 名学生到红三军中服务，男女不限。1931 年 2 月 5 日，兴国红色总医院创办女子看护学校，招生 100 人，年龄在 15～22 岁[41]。

中央苏区卫生部开办卫生员训练班，1932 年 12 月 23 日，《中革军委关于开办卫生员训练班的训令》要求每个战斗连选送 1 人参加训练班。

第四节　中国工农红军卫生学校办学经验及现实意义

中国工农红军卫生学校诞生于艰苦卓绝的战争环境里，经受了血与火的考验，具有光荣的历史和优良的传统。

一、教育方针与培养目标

朱德在红军军医学校开学典礼上的讲话中指出：医疗卫生战线是我们进行革命战争的一条重要战线。军政方面，我们有工农红军学校，还必须建立各种专业技术学校，有军医学校，可以培养我们自己的红色军医。我们的红色军医，应当具有坚定的政治立场，对人民、对伤病员要满怀阶级感情，要有艰苦奋斗、舍己为人、救死扶伤的工作精神，同时还要必须具备科学知识和精湛的医疗技术……贺诚随即宣布了学校的教育方针：培养政治坚定，技术优良的红色医生。

红军军医学校坚持从革命战争实际出发，坚持理论与实践相结合，教育与劳动相结合的原则，提倡教学相长，发扬刻苦自学、团结互助的精神，积极为革命战争服务。红军卫生学校（即军医学校）的人才培养目标深刻诠释了中央苏区一切为革命战争服务的宗旨，包括两个内容：一是必须具备坚定的政治立场，具有为革命无私奉献的精神；二是必须具备较高水平的业务素质。明确培养教育干部的政治和技术标准，使教育工作有正确的方向。

许德在《红军卫生学校的回忆》中写道："学校之所以办得好，因为它有一个基本条件。"这个条件就是：党的坚强领导，师生们怀着饱满的热情，下定为革命献身的决心，由于师生和学员们心中充满着"为人民解放事业而奋斗"的正义信仰，使得中央苏区的医学教育从无到有、从小到大地办起来，并且越办越好，成为人民医学教育事业的起源。

二、招生要求与教材建设

（一）招生要求

为了选拔优秀人才，红军卫生学校在各期招生简章中，对报考资格都做了严格规定：①政治立场坚定，具有阶级觉悟的工农分子；②不分性别，年龄18～23岁，身体健康；③粗识文字，粗通文理；④如若具有一定的卫生工作经验更佳。如1932年2月，江西省苏维埃政府通知各级苏维埃政府选送100名年龄在15～22岁的女青年入看护学校学习，要求忠实、活泼、可靠，稍识文字者更好。1933年，红四方面军野战医院招生简章中对入学者的资格要求是："雇工、贫农、中农，社会关系清白，没有反动嫌疑，身体健康，没有不良嗜好，粗识文字，有学习精神者。"

红军卫生学校对报考者的政治素质要求较高，以保证所培养的学员能坚定走无产阶级的革命道路，为革命战争服务。鉴于整个红军队伍文化水平偏低，红军卫生学校对报考者文化素质要求是比较低的。尽管如此，在卫生学校第一期招生中，各部队派来200多名学员，经过文化水平测试，只录取了25名（正式生19人，旁听生6人）。除所要具备的资格外，各期招生条件中还规定，报考者须由红军卫生机关保送或地方政府介绍，并填写志愿书。红军卫生学校各期招生考试科目，包括体格检查、政治测验、文化测验、医药常识等内容。

（二）教材建设

中央苏区医学教材建设遵循为革命战争、为广大劳苦大众服务，贯彻循序渐进，教学内容少而精和利于学员快速成才的重点教育原则，突出了人民医学教育事业的阶级性。在中央苏区人力、物力极端困难和医学专业技术薄弱的情况下，出版发行了诸如《医学常识》《传染病预防法》《常见病的治疗法》《卫生常识》《四种病（溃疡、赤痢、疥疮、疟疾）》《简易防控防毒法》《卫生识字课本》《苍蝇与疾病》《毒瓦斯之防护法》《病理学》《简明药物学》《实用内科学》《中药之研究》《生理学》《内科纲要》《简易绷带学》《急救学》《药物学》《简明细菌学》《理化学常识》《处方学》等大量卫生防疫和药物治疗类书籍60余种，计3万多册。目前在瑞金革命纪念馆保存有《临症便览》等书籍。这些书籍内容丰富，切合实际，通俗易懂，深受广大红军、地方苏维埃医务工作者及群众欢迎。

中国工农红军卫生学校为配合和指导中央苏区的医疗卫生工作，先后出版《健康报》《红色卫生》《卫生讲话》3种报刊，以加强卫生宣传，交流经验，进行业务、技术性指导。1933年10月，由中央内务部卫生管理局、军委总卫生部与中国工农红军卫生学校联合发起组织中华苏维埃共和国卫生研究会，以指导苏区的卫生学术研究工作。随着组织机构的不断完善和健全，技术力量的不断充实，中央苏区医药卫生书籍的出版也随之发展和兴旺起来。

三、办学特色与历史地位

（一）办学特色

红军卫生学校作为中国共产党领导下完全依靠自己力量培养医学生的

最早尝试，在办学历程中形成了自身特色。

1. 切合实际，学制短，内容少而精

红军卫生学校根据战时环境对医疗卫生人员数量和质量的极大要求进行综合考量，苏区医学生的培养周期不宜过长（学习时间以短期训练为主，3~6个月不等），为此，红军卫生学校采取了8个月到1年的短期学制。且为了使学员在最短周期内学到战时最适用的医疗技术，课程设置尚无统一规定，有看护识字课本、医药识字本、解剖生理大意、内科学、外科学、急救、药物、护病学、卫生学、绷带学、创伤疗法等，以内科学和外科学为主，把教学内容压缩到最必须的程度，挑选部队最常见的病（如疟疾、痢疾病、溃疡、疥疮和四肢伤处理等）和最常用的药进行教学，讲课内容少而精，简明适用。讲义由教员根据教学计划编写，随编随讲，油印后发给学员使用。

2. 注重实践，理论与临床紧密结合

红军卫生学校在革命战争的大环境下办学，国民党军队对中央苏区进行一次次疯狂的"围剿"，使学校办学环境的稳定性极差。为了战时救护的需要，学员们只能中断系统的课堂学习，投入革命战争，将所学不多的医疗卫生技术运用到战场医疗救护的实践中，在实践中边干边学、边学边干。

由于学员文化水平低，教员在教学方法上不断创新，课堂教学中注重实物教学和示范教学，并将课堂教学与临床观摩结合起来，在战场救护中教与学、在临床实践中教与学，以最直观、最简单的方式使学员易学易记。

1932年2月底，卫生学校第一期开学才一个多月，红军攻打赣州的战役就开始了，卫生学校迅速组织学员参与战场救护工作。在教育长陈志方的带领下，卫生学校随红三军团行动，一方面负责转运伤员，支援战斗，另一方面组建临时医院，在教员的带领和指导下，开展救护工作。学员们有的当医生，有的当看护，边干边学，日夜工作。

（二）历史地位

红军卫生学校作为中央苏区卫生战线的主要力量，为中国革命的胜利做出了重要贡献。

红军卫生学校是中国共产党领导的第一所正规培养医疗卫生人员的学

校，为革命输送了一批又一批包括医生、看护、保健员、调剂员在内的卫生技术人员。据统计，从 1932 年 1 月红军卫生学校创办至 1934 年 10 月中央红军长征开始，红军卫生学校共培养了 686 名学生，其中包括军医班181 名、调剂班 75 名、看护班 300 名、保健班 123 名、研究班 7 名。[42] 这些学生毕业后分配到各个部队、医院，"基本上按编制补充了前后方卫生医疗机关的医生、司药"，基本满足了革命战争和苏区防治疾病的需求。红军卫生学校培养的毕业生不仅是中央苏区卫生工作的骨干，还是推动中华人民共和国医疗卫生事业发展的骨干力量，如张汝光、游胜华、刘放、涂通今、牛步云、吴行敏、王子健等。

红军卫生学校在革命斗争中形成的"培养政治坚定，技术优良的红色医生"办学方针及"自力更生，艰苦奋斗""教学一致，学用一致"的办学原则及在办学过程中凝练出来的、在斗争中开创新局面的办学精神对当代医学教育仍具有重要参考和借鉴作用，是我国现代医学教育事业必须继承和弘扬的宝贵财富。

注 释

①汀州福音医院距今已有 110 余年历史，其前身是一所教会医院，也是中国工农红军第一所红色医院。1908 年英国医生赖查理以英国基督教伦敦公会的名义，使用教会捐款在福建汀州创办了"亚盛顿医馆"，傅连暲在此学习、行医。1925 年"五卅运动"爆发，英国医生纷纷离汀回国，医馆交由傅连暲接管，并于 1926 年改名为汀州福音医院。汀州福音医院曾为入汀红军医治伤病，毛泽东等革命先辈曾在汀州福音医院治病养伤。1952年 5 月 1 日汀州福音医院由汀州县人民政府收回，将汀州福音医院更名为福建省汀州医院。

②攀龙书院始建于同治丁卯年（1867 年），建筑坐西南、朝东北，宽17.5 米，长 28 米，系土木结构楼房，由前后三进组成。整个建筑有 1 个楼阁，2 间厅堂，3 个天井，25 间教室，廊房串通布局紧凑，合理实用，具有江南建筑通风透光、排水防潮而又美观大方的特色。1961 年 3 月 4日，国务院公布攀龙书院为全国重点文物保护单位。

③1929 年 1 月 24 日，红四军主力离开井冈山，29 日遭湘、赣、粤国民党军队"围剿"，敌人绕过红军正面阵地偷袭小井村，对来不及转移的红

光医院重伤病员和医护人员 130 多人进行残酷杀害，并烧毁了红光医院，场面异常惨烈。1957 年红光医院按原貌重建，1967 年井冈山人民按历史原貌修复了红光医院。1987 年，江西省人民政府公布修复后的红光医院为省级重点文物保护单位。

④福建上杭溪口镇陈屋村福兴楼乃陈氏先祖为避匪防乱而始建于乾隆四十五年（1780 年），坐北朝南，土木结构，典型的客家四合式四层骑楼建筑，楼内四层廊层相通，共计 134 个大厅间，历经 200 余年。该楼为闽西红军医院旧址，是目前全国现存最完整的红军医院旧址，1986 年 6 月被列为县级文物保护单位。2019 年，溪口镇获批中央预算资金 500 万元，地方配套资金 80 万元，对该旧址进行了修缮。

⑤《江西省苏维埃政府主席通告》原件收藏于江西省档案馆。

第五章　江西近代护理教育先驱人物

第一节　但福德医院护士学校校长——石美玉

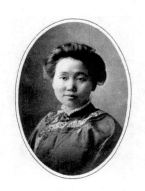

图 5-1　石美玉

石美玉(Mary Stone，1873—1954，图 5-1)，1873 年 5 月 1 日出生于江西省九江市，祖籍湖北省黄梅县。石美玉的父亲石宅嵋是江西省卫理公会最早的华人牧师之一，在九江主持一间小教堂；她的母亲是教会女校校长。受基督教影响，石美玉的父母崇尚自由宽松的教育，也希望自己的孩子受到良好的教育。当时，美国卫理公会来华宣教士昊格矩①在江西九江创办了一所教会女子学校，石美玉一直在该教会学校学习、生活。受石美玉父亲的请求(希望昊格矩能帮助石美玉进入美国的医学院学医)，在征得石美玉本人的同意后，昊格矩便将她收养在身边亲自教导，接受了那个年代的中国女孩几乎无法想象的西式教育。

1892 年，时年 19 岁的石美玉在九江儒励女子中学毕业后，与其同窗好友康爱德(又名康成，为昊格矩养女)均以优异的成绩考入当时美国人口中的"科研摇篮"、一流学府密歇根(Michigan)大学。进入大学后，她潜心医学，以期能尽快回国医治中国同胞肉体上的病痛。几年后，她以名列前茅的成绩，被授予博士学位（图5-2，图5-3）。

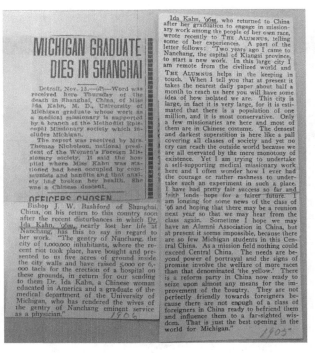

图5-2　石美玉和康爱德学籍档案（密歇根大学 Bentley 历史图书馆提供）

1896年，在毕业典礼上，石美玉身穿粉红色旗袍，康爱德身穿蓝色旗袍，一同步履优雅地登台领取学位证书，获得全场师生潮水般的掌声（图5-4）。石美玉与康爱德的骄人成绩引发了密歇根大学著名的第三任校长安吉尔［James B. Angell（1829—1916）］的称赞："无谓中国人不足言，彼中国人之所能，殆非我所能也。若此女士者，与吾美之女作比例，愧无地矣！"（有些人说中国人不值一提，但在我看来，中国人的本领不是我们能够超越的。就比如这二位女士，我们美国的女子与她们相比，真的难以企及。）石美玉和康爱德不仅是中国医学界最早留学美国的女医生，更成为密歇根大学最早获得医学博士学位的亚洲女性。

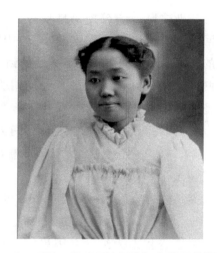

图 5-3   石美玉毕业照（密歇根大学网站提供）

据此，1897 年梁启超专门撰写《记江西康女士》发表于主张维新变法的《时务报》，记述了发生在密大的这一幕："西例，校中学生卒业将出学，则群其校之教习，若他校教习，与其地之有司，若他国旅其地之客官等，而集于校，而授成学者以执据。"这里的"执据"即毕业文凭，相当于科举制的"状元"。梁启超详细描述了二位才女领取"执据"的傲人场景，"昂然翛然，服中国之服，矩步拾级，冉冉趋而上""翘然异于众"。出席毕业典礼的除了校内外教师，还有本地官员和国外来宾，"睹此异禀，则皆肃然而起，违位而鞠躬焉以为礼"，来自十余国的学生数以千计，"观者如堵墙，则皆拍手赞叹"。

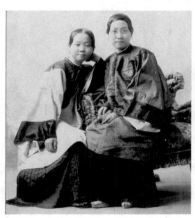

图 5-4   石美玉（左）/康爱德（右）（密歇根大学网站提供）

在石美玉和康爱德毕业之际，学校抛出橄榄枝，希望她们继续留在美国，但她们为了实现回国创办医院救治同胞的"大愿望"而毫不犹豫地谢绝了。她们收拾好简单的行囊，毅然于1896年9月回到了中国。

石美玉和康爱德两人刚落地九江，就被乡亲们请去救急，处理一宗难产手术。石美玉和康爱德凭借精湛的医术，保住了产妇和婴儿的生命，消息一下子就在十里八乡传开。很快石美玉和康爱德两人就在九江租界外洋街租房开办诊所，第一年，来自周边，甚至外省的患者就达2000多人次；两年后，接待的患者就超过了5000人次。

随着慕名而来的患者越来越多，诊所因十分狭小而不能满足诊治需求。为扩大诊所，石美玉决定写信给远在美国的朋友，请求他们捐款相助。当时的美国芝加哥名医丹福斯为纪念其因患妇科疾病去世的夫人，愿意出资并委托石美玉在中国建造一所以其夫人名字命名的医院。1900年，但福德医院建成，但因义和团运动，石美玉和康成不得不前往日本躲避②。1901年，义和团运动平息后，石美玉和康成又回到九江。1901年12月7日，但福德医院③开业，医院共有96张病床和当时最先进、完善的设备，石美玉出任医院院长。1902年，但福德医院诊治患者3679人，住院患者59人，家访患者4114人。丹福斯医生后来在参观石美玉的手术后称赞说，没有一个芝加哥的外科医生能比她做得更好（图5-5）。

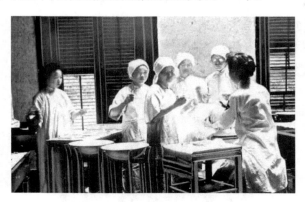

图5-5　石美玉在给患者做手术

1903年，康成应南昌官员和士绅邀请前往南昌设立新的医院，石美玉从此独立担负起发展但福德医院的责任。虽然教会愿意为其输送训练有素的医务人员，但石美玉在感激之余，并不完全依靠外援，她希望实现两个目标：①证明中国女性能够做成在过去连做梦也不敢想的事情。②向世界证明中国女性地位低下是因为她们没有获得发展的机会。她把构建中国护理职业放在首位，坚信自己能够培养出优秀的医护人才，让中下层女性对国家复兴能够有所贡献。

1906 年，石美玉因繁重的工作加上多年奔波饮食不规律，导致盲肠炎发作，她不得不暂停手下的工作前往美国做手术。手术之后，她顾不上休养，利用这次难得的机会四处演讲，鼓励那些在美国的中国留学生坚定信仰、钻研学术，然后回国服务。为了医院能够更良好地长远发展，石美玉于 1907 年二度赴美，筹募资金，将医院规模扩大了一倍，求诊的患者也大量增加，当年曾有一个月接诊多达 2743 名患者。在石美玉的主持下，但福德医院业务繁忙，平均每月有上千人求诊，并得到了当地士绅的捐助。

石美玉不懈的努力赢得了人们的信任和尊敬。有一段时间，她因病在家休息，九江知府竟贴出告示，禁止任何车马经过其门前的街道，以免影响她养病。她受民众爱戴的程度，由此可见一斑。

1911 年，辛亥革命爆发后，石美玉积极参与并协助洛克菲勒基金会资助中国发展现代医疗事业，在这样的背景下，西医逐渐成为中国城市医疗服务的主流。但在当时，以农村为大多数人口居住地的大环境下，新生婴儿的死亡率仍旧居高不下。非常爱孩子的石美玉目睹这一切后，时常忍不住暗暗流泪。为此，她开始了一项史无前例的计划——向农村派遣"福音护士"。她一鼓作气，向毗邻九江的安徽太湖、湖北黄梅等农村偏远地区派遣护士建立小型诊所，并安排由技术过硬的实习医生定期轮换下乡巡回医疗救治，提供发放药品、接种疫苗、难产接生等基本医疗服务。石美玉也经常亲自带领将要踏入医护岗位的学生深入农村，诊治患者。

除了医院护理工作外，石美玉也很重视公共卫生护理，她不定期组织护士到各个社区传播公共卫生知识，帮助民众。从 1915 年到 1920 年 5 年间，她多次在城乡地区举办公共卫生讲座及实地操作，内容包括结核病卫生预防、妇女产前保健、婴儿喂养指导、疫苗预防与接种、鼠疫预防、消灭蚊蝇、关注环境卫生、家庭卫生和个人卫生等。她每周 1 次组织安排人员到教会学校授课培训，据资料记载，最多时近 800 名已婚妇女参加培训课。

众所周知，今天，社区护理已经成为社区卫生保健的重要组成部分。我们都不应该忘记的是，在一个世纪前，石美玉为之进行的探索和努力，她是我国早期护理专业的奠基者和先行人。正因为她这一系列重大深远的行动，才使得在当时那个环境下，更多的农村新生婴儿得以健康活泼地成长。

1918 年至 1919 年，石美玉获得洛克菲勒基金会的资助，进入美国约翰·霍普金斯大学医学院进修。九江但福德医院的院务工作交由其胞妹石非比④主持。

石美玉从 1896 年在九江开办诊所时起，就与康成一道开始培训护士（当年仅有 3 名在九江儒励女子中学读书且愿意学护理的学生）。为了传授医学知识，培养中国的护理人才，让更多的人受益，石美玉在创建但福德医院的同时创办了但福德护士学校⑤，开始比较正规的护理教育。她们综合美国传教士和中国改良派的思想观念，开创了她们对中国妇女作为医生和护士从事医疗事业，为建设"中华人民共和国"做贡献的新构想，把构建中国护理职业放在首位。石美玉创办的护士学校成为中国改良派和革命家关于中国妇女如何更好地为创造一个强大中华人民共和国做贡献的系列探讨的一部分，在中国护理专业的过程中发挥了中坚作用。

护士学校学生们白天和医护人员一起在医院从事护理实践工作，晚上加班加点和石美玉学习医护理论知识，半工半读，学以致用。石美玉亲自编写教材，把英文医学书籍翻译成中文，投资购买教学设备，又利用自己绘画的天赋，画了一幅又一幅人体解剖图。石美玉非常注重培养学生们的独立判断能力和实际工作能力。在九江的 20 多年（1896—1920）时间里，她一边治病救人，一边潜心培养了 500 多名护士（图 5-6）。至 1937 年，但福德护士学校共有 600 名学生毕业并获得了中华护士会颁发的证书。从 1919 年有 35 名学生，至 1937 年共招收 12 届 100 余名学生。1944—1951 年共招收 7 届 126 名学生。1951 年秋，在校学生 37 名。

为了促进西方医学在中国的发展，美国洛克菲勒基金会派出代表团考察中国的西医医院和护士学校。1914 年，代表团考察九江但福德医院护士学校，并称赞其为一所优秀的护士学校，考察团一位成员还在分析报告中称但福德护士学校值得发展。石美玉积极争取美国洛克菲勒基金会—中华医学基金会（CMB）的资助机会，并选派优秀护士出国留学。中华护士会首任中方会长伍哲英在 1912 年毕业于九江但福德护士学校，她在石美玉的精心栽培和举荐下，获得了 CMB 资助，于 1915 年前往美国约翰·霍普金斯大学医学院攻读护理学专业。伍哲英学成回国后，1919 年受聘为但福德医院护理部主任、但福德护士学校校长。1928 年伍哲英任中华护士会会长，成为我国著名的护理教育专家、中国护理事业和红十字事业早期领导者。

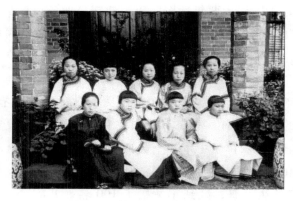

图 5-6　石美玉与但福德护士学校毕业生合影（后排左三为石美玉）

石美玉和康成的故事激发了密歇根大学教育者对东方女性接受高等教育的思考，一项资助亚洲女性留学密歇根大学的计划落成。在校董事长 Levi. L. Barbour 的倡导下，1914 年密歇根大学正式设立"Barbour 奖学金"（Barbour Scholarship），其宗旨是"让来自东方的女性，得到西方的教育，让她们把好的东西带回去，在她们的同胞中传递祝福"。来自中国、日本、印度、菲律宾、越南、土耳其等国的许多东方女性通过申请 Barbour 奖学金，有机会来到密歇根大学读书。

在密歇根大学一本厚厚的档案名单上，记载有不少中国女留学生的名字和照片，她们通过 Barbour 奖学金而留学，成为各行各业的优秀人才。例如，第一位获得 Barbour 奖学金来密歇根大学就读的女生王世静（1897—1983）于 1923 年获得了硕士学位，并于 1929—1951 年担任福建华南女子学院校长。吴贻芳（1893—1985）于 1928 年获得密歇根大学生物学博士学位，并于 1928—1951 年担任金陵女子大学校长，是中国第一位大学女校长，她是在《联合国宪章》上签字的第一位中国女性，被授予了密歇根大学"智慧女神"奖。丁懋英（1892—1969）于 1922 年获得密歇根大学医学博士学位，担任天津女医院院长，被誉为"中国现代妇产科之母"。台湾著名戏剧家李曼瑰（1907—1975）也是 Barbour 奖学金获得者。

石美玉于 1920 年完成在美国约翰·霍普金斯大学医学院研修回国后，辞去了卫理公会的职务，与美国女传教士胡遵理⑥（Hughes Jennie V，1874—1951）一起，在上海组织创办了伯特利教会和伯特利基督教医院，开设了 2 间药房和 1 所护士学校，收养了 36 个流浪孤儿。医院及护校均由石美玉负责。1922 年，石美玉买下制造局路 639 号几间民房，并利用邻近 39 亩荒地，扩建了医院。两年后医院正式建成，业务以产科为主，辅以内科、外科，附设护士学校和助产士学校（1920 年于伯特利医院附设伯特利高级护士学校，1924 年又附设产科学校，后两校合并为护士产科学校），伍哲英任校长。

石美玉是产科专家，慕她之名而来学医的学生众多，有的来自云南、黑龙江，还有的来自越南、缅甸、新加坡和美国檀香山。至 1937 年，共有 600 名学生毕业，获得了中华护士会证书，开始服务民众。

1928 年，山东爆发连续性大灾荒，大量难民涌进上海。石美玉得知有 300 名孤儿即将到达上海，她到车站接了 100 名孤儿收养。她克服种种困难，建立了孤儿院，附设小学和中学。这些孤儿长大后，她又将他们送入大学深造，其中还有不少人循着她的足迹，留学国外。

1937 年淞沪会战爆发，当时正在日本的石美玉和胡遵理绕道香港赴美，设在上海南市制造局路 639 号的伯特利医院建筑和设施遭到严重破坏。太平洋战争爆发后，租界沦陷，邮路不畅，石美玉与医院几乎失去了联系。

抗战胜利后，1946 年石美玉曾回过上海。她在美国积极筹措经费，派其养子梅国桢（毕业于美国约翰·霍普金斯大学医学院）回国重建伯特利医院，由其弟媳石成志[⑦]任代院长，梅国桢任医务主任（图 5-7）。1951 年 5 月，上海市政府接办医院。1952 年 12 月，伯特利医院更名为上海市第九人民医院，2005 年更名为上海交通大学医学院附属第九人民医院。

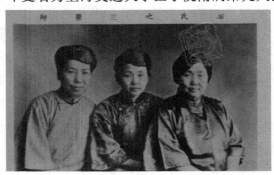

图 5-7　石氏三医生的合影印于商务印书馆《东方杂志》封面
石成志（左），石非比（中），石美玉（右）

从 1898 年至 1949 年的 51 年间，石美玉先后在国内创办医院、学校及医护学校达 15 所，遍及全国近 10 个省、市和地区，收养残疾儿童、弃婴、孤儿等近千人。

1954 年 12 月 30 日，石美玉在美国加州帕萨迪纳市逝世，享年 81 岁。美国多家媒体刊出讣告，许多报刊登发了纪念文章，西方名流称她是"东方不俗的女性"。

注 释

①昊格矩（Gertrude Howe，1846—1928），出生在美国密歇根州州府兰辛（Lansing）一个卫理公会传教士家庭，1872 年受派来到中国江西九江传教。

②石美玉的父亲在义和团运动爆发期间，恰巧在外地传道，被拳民打伤致死，不幸殉道。

③但福德医院，现九江市妇幼保健院。

④石非比，石美玉胞妹，从美国古彻学院毕业后考入约翰·霍普金斯大学医学院，1918 年毕业后回国，在九江但福德医院协助石美玉工作。1920 年随石美玉到上海，在石美玉创办的伯特利医院工作。1930 年因患肺结核去世。

⑤但福德护士学校为中国最早的护士学校之一，是当时长江流域唯一的护士学校，今为九江学院护理学院。

⑥胡遵理（Hughes Jennie V，1874—1951），美国美以美会女布道会教育传教士。1905 年来华，驻南昌布道。1906 年，南昌发生教案，胡遵理被迫撤至九江，得识华裔女传教医生石美玉。来九江后，胡遵理即任诺立书院（九江诺立神道女校）监督。她著有《中国的心悸（Chinese Heart Throbs）》（1920 年）一书。1920 年她和石美玉从九江转至上海，创办伯特利会（Bethel Mission），在南市租赁陋室布道行医，创办伯特利医院、学校、慈善堂等。1937 年，抗日战争爆发后返美。1951 年在美去世，享年77 岁。

⑦石成志（Twenchih Stone，1881—1965），又名梅春枝，石美玉弟媳，原为九江但福德医院护士。1915 年考入私立北平协和医学院（Peiping Union Medical College，PUMC），毕业后回九江但福德医院就职。在石美玉

和胡遵理于 1920 年春去上海后，她与石非比、伍哲英一道于同年秋季带领但福德医院和护校 20 余名员工和学生来到上海，任上海伯特利医院产科主任，上海伯特利产科学校教员。

第二节　但福德医院护士学校创始人——康爱德

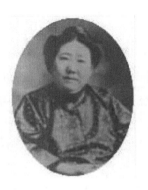

图 5-8　康爱德

康爱德（Ida Kahn，1873—1931，图 5-8），又名康成（大学毕业回国从医后自己取的名字）。《江西省人物志》记载，康爱德在 1873 年 12 月 6 日出生于江西九江，由于家中已经有 5 个女孩，所以在其出生仅 2 个月后就被送给当时在九江宣教的西方传教士霍格、昊格矩①收养，并为她取英文名字 Ida Kahn（康爱德）②。从此，康爱德在霍格与昊格矩身边一天天长大。康爱德自幼聪明伶俐，极有天赋，昊格矩从年幼时就花大量时间开发她的智力。

1878—1879 年，昊格矩休假，带着康爱德和另一养女朱莉亚（菊莉）先到日本再到美国，曾安排她们在日本的长崎女校学习，1880 年休假完后她们回到九江。1882 年，霍格因家中有事返美，便将 9 岁的康爱德带到美国旧金山华人女校学习，学习英语，掌握中西沟通技能，不久便回国。回国后，康爱德曾为在九江传教的凯蒂·布什奈尔（Kate Bushnell）医生的门诊充当翻译。1882 年，康爱德和石美玉一起到昊格矩和霍格开办的教会女校（当时名为桑林书院，后更名为儒励女子中学）读书。

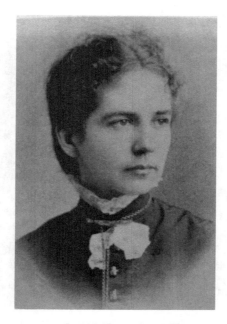

图5-9 昊格矩(联合卫理公会档案与历史总委员会图片)

昊格矩(因与九江传教士的意见不合)一度从九江教会辞职，带着4个义女前往重庆③。在重庆生活2年，1886年，重庆发生第二次反教运动，教会大院被夷为平地，传教士们躲往总督衙门。康爱德在一个木匠家躲藏了2个月，后来在木匠儿子的引导下找机会逃出了重庆。康爱德一行坐着一条小船顺着水流湍急、波涛汹涌的长江回到九江。回九江后昊格矩与传教士的矛盾基本化解，得以继续担任桑林书院校长。康爱德则继续在校学习，直到1892年高中毕业。

1892年，昊格矩带领3个男孩和2个女孩(康爱德和石美玉)回到美国。康爱德和石美玉顺利通过入学考试，进入密歇根大学医学院，成为近代中国最早一批女医学留学生。

在学校，她们成绩名列前茅，还交了许多朋友。在大三时，康爱德被选为班上的秘书。在毕业前举行的一场互赠礼物的聚会上，她们获赠了很多在中国行医时用得上的设备。在毕业仪式上，石美玉和康爱德穿着中国旗袍登台领取毕业证书，人们为她们起立长时间地鼓掌，得到校长安吉尔(Angell)当众称赞。有一位教授这样写道："她们将是这所大学和她们所选择学科的骄傲，整个社会都毫不犹豫并绝不后悔于提供她们学习的机会。"

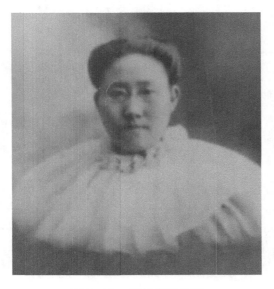

图 5-10　康爱德毕业照

1896 年，康爱德和石美玉毕业后花了 2 个月时间在芝加哥参观各家医院(图 5-10)。1896 年秋季，她们谢绝了许多朋友的挽留，在传教士郭恺娣(后任九江诺立神道女校校长)的带领下毅然回到中国。美国一位老先生对康爱德说："我很高兴你作为一名医生返回中国，比起传教士，你们的人民需要更多的是医生。"临行时，当地卫理公会为她们举行了隆重的欢送宴会。康爱德和石美玉接受了许多外科器械、药箱、闹钟、病房的衣被、图书、头巾等礼物。当康爱德和石美玉乘船回到九江，在九江码头上岸时，受到九江人民的热烈欢迎，一路上鞭炮声不绝于耳，直到她们抵达教会所在地大门口。

康爱德和石美玉是卫理公会正式任命的医疗传教士，是当时中国引进西方医学的先驱者，也是中国护理事业的奠基者。

回九江后，她们应当地医院的要求做了几台手术，手术十分成功，一时间声名鹊起。据统计，行医的第二年底，她们在诊所接诊 90 人，在自己家中接诊 134 人，门诊患者约 3973 人，去乡村诊治 1294 人，共接诊治疗 5491 名患者。她们将所有收入移交给教会财政部门，并用 4 年的行医来补偿在美国上学的费用。

经过 2 年的筹备，在美国芝加哥丹福斯医生的资助下，1901 年，康成和石美玉在九江创办的但福德医院及其附设护士学校新址落成，并于 12 月 7 日正式开业（图 5-11）。医院的建筑当时堪称一流，房间宽敞明亮，门诊部、住院部、手术室、药房等一应俱全。

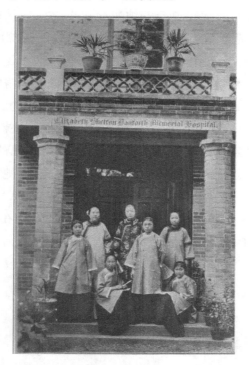

图 5-11　康成（后排左一）和石美玉（后排右一）与但福德医院的五名护士
（美国卫理公会网站提供）

　　医院业务兴盛起来后，来找康成求诊的患者，每月有 3000 人之多。晚清"四大名臣"之一的张之洞爱才心切，闻之江西康、石二人后曾写信给吴格矩，恳请派康成和石美玉去上海他正在创办的医学师范学校执教，康成和石美玉考虑再三，认为留在九江能发挥更大的作用，最终没有接受邀请。

　　据说有一次，南昌巡抚派船到九江，请求派一位医生去为他的夫人看病，康成立即出发，并将患者带回九江悉心照料。巡抚夫人康复后，广为宣传康、石两位女医生。受南昌官绅的邀请，康成来到南昌设立医院，并逐步扩展规模。1897 年，卫理公会在南昌德胜门外环丘街④开了一家临时诊所，这是南昌历史上第一家西医诊所。《江西省人民医院志（1897—1997）》第 1 页第二段记载："1897 年，美国基督教卫理公会江西年议会通过在南昌设立一临时诊所，供九江留美医学博士、女医师康成来往于九江、南昌两地之间出诊使用，是为南昌医院前身。"

康成一边看病，一边培训医护人员，慕名求医者络绎不绝。1902年2月，在卫理公会海外妇女布道会安纳尔会议上，康成被教会派遣到南昌。她告别与其从小一起长大并赴美留学，共创但福德医院的石美玉，带领1名护士（白桃）来到南昌。1902年末，在南昌上水巷租民房开办康济医馆。1905年，开始在上营坊购地建设3栋楼房，称南昌妇孺医院（今江西省妇幼保健院前身）⑤，康成担任院长，这家医院很快成为人人皆知的"康医院"，以收治妇科疾病为主，兼收其他患者。医院资金来源：筹资2000美元，南昌当地士绅为建医院购买了一块价值3000美元的地皮，康成和昊格矩又募集资金1万美元。在卫理公会赞助下，经过她的努力，1912（又有说1911）年，在皇殿侧扩建成一个拥有40张病床，后扩展为80张病床的南昌妇幼医院（扩建后更名，图5-12）并服务民众。在1911年辛亥革命和1926年北伐战争期间，医院还收治了大量受伤难民。

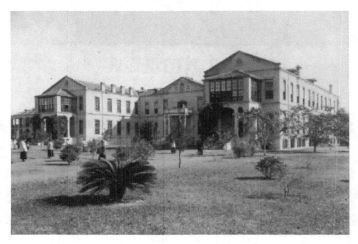

图5-12　南昌妇幼医院旧址

康成关心全国医疗卫生事业。1905年，在上海举行的中国教育学会第五届会议上，康成做了有关医学教育的专题演讲，内容涉及医学人才培养、开办本土医学校、医学院课程设计、学生选拔、医生资格统一考试等，赤子之心溢于言表。

2018年6月27日，在南昌市青云谱墅溪路"上海南路周边旧城改造项目"施工现场，见证百年妇幼历史之物——"南昌妇幼医院"石碑回归江西

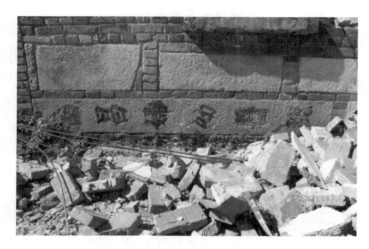

图 5-13 南昌妇幼医院石碑

省妇幼保健院。石碑由麻石制成，高 257 厘米，宽 32 厘米，厚 12.5 厘米，雕刻的"南昌妇幼医院"苍劲有力、清晰可见（图 5-13）。2018 年 7 月 3 日，经南昌市博物馆专家现场鉴定，明确其为民国时期的文物。

康成的事迹打动了启蒙思想家梁启超。1897 年，梁启超撰写《记江西康女士》发表在主张维新变法的《时务报》上。梁启超在文中叙述，康成生于九江，美国女传教士"过九江见之，爱其慧，怜其穷"。她接受了正规系统的学校教育，"入小学、中学，遂通数国言语文学、天文、地志、算法、声光、化电、绘画、织作、音乐诸学，靡所不窥，靡所不习"。进入密歇根大学，她"以发念救众生疾苦因缘故"，专攻医学。梁启超写道，"学中岁有课，月有试"，大学里每个月的测试、期末的学科考试，康爱德"试而褒然为举首者数数矣"，考试成绩常常名列前茅。

学成归国后她一心服务百姓，对此梁启超给予盛赞，他写道："女士无他志念，唯以中国之积弱，引为深耻，自发大心，为二万万人请命，思提挈而转圜之。"梁启超的文章在当时产生了一定的影响。

1903 年康成受邀搭乘招商局汽轮前往南昌开办医院，在船上偶遇与谭嗣同、谭延闿并称"湖湘三公子"的著名诗人陈三立。陈三立在船到达南昌前为康成赋诗一首：

《题寄南昌女士》之康成

亲受仙人海上方，

探囊起死自堂堂。

更烦煮尽西江水，

滴入雏鬓爱国肠。

癸卯十二月　散元陈三立

湖北黄梅江民志也为康成题诗：

柴桑奇女，华胄明星；

文章卓绝，医术湛深。

名震寰宇，德迈群伦；

灵性超越，天国伟人。

湖北黄梅江民志拜题

《九江市志》中提到，1899 年，作为当时知名度极高的女知识分子，26 岁的康成代表中国出席了世界妇女协会大会。康成和另一名康姓女子⑥成为中国代表，她们还向大会提交了一篇关于中国女性教育的文章。

1907 年后，34 岁的康成再次负笈海外，于 1908—1911 年先后在美国的西北大学和芝加哥大学攻读文学学位，她用 2 年的时间完成了 3 年的学业。她在柏林出席了世界青年基督教协会的年会，然后到英国伦敦热带病学院进修 6 个月。

1911 年 1 月，她获得文学学士学位，2 月回到南昌。同年 10 月，辛亥革命爆发。其间，南昌和华中其他城市一样处于动乱之中。康成拒绝离开她的医院，保持医院正常开放，本着济世救人的宗旨，抢救和护理交战双方的伤员，许多百姓也来此避难。

康成为人诚恳，慷慨大方，医德和人品深受各界赞赏，医务界人士称赞她"见识渊博，热爱祖国，是一位美的使者"。

1912 年 10 月，孙中山应江西总督李烈钧的邀请来到南昌，南昌市知识界妇女代表在南昌妇幼医院举行欢迎会，康成代表妇女界向孙中山献花⑦。孙先生在欢迎会上发表了激情洋溢的演讲，并向妇幼医院捐赠100 美元，以代表当时官方对康成举办西医事业的肯定，并命省府拨款相帮。

1916 年，天津女医局局长金韵梅（与康成一样，是中国最早一批留学美国的女医生）去职离津赴京。女医局一时无领导者，资金断链，官办改为官商合办。由热衷医疗教育事业的津门士绅严范孙接管，聘张伯苓为董事长。严范孙与张伯苓久仰康成大名，数次邀请康成赴津。此时，恰逢康成主持的南昌妇幼医院因资金短缺运营困难，双方几经接触，康成最终被诚意打动。同年初春，康成北上津门，出任天津女医局（原北洋女医院）第二任局长，兼任女医局附设护士助产学校®校长（图5-14）。在任期间，登门求医者终日不绝，京城官吏驱车求治，津门百姓闻风而至。康成无奈每日预约门诊，不以身份高贵区别对待，来者不论大小疾病均等同视之，水阁大街院内排队候医者往来接踵。虽然天津女医局只有25张病床，但康成的工资却是在南昌的3倍。作为女医局附设护士助产学校校长（中华人民共和国成立后并入天津市护士学校，今河西区柳林路14号，天津医学高等专科学校），康成将西式护理教育融入学堂，重视医德，崇尚医术。教育护生尊重患者为至上，治病救人为本德。学生们的英语水平在她的指导下提高很快，中华护士会会考成绩多次取得优异，深得严范孙和张伯苓欣赏。然而仅2年余，康成得到南昌当地官员和教会的支持，政府特地为她拨款两笔资金，使南昌妇幼医院得以继续发展，于是康成只得请辞天津女医局所任之职，严范孙与张伯苓几经挽留未果。1918年秋天，康成回到南昌工作。

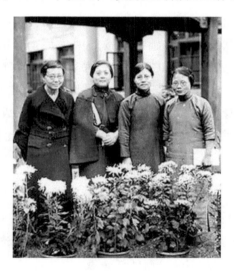

图5-14 津门四杰合影（左二为康成）

1915年，康成参加了中华医学会成立大会，在1916年第一次大会期间多次主持讨论会（图5-15）。1920年，在第三次大会上，她被推举为《中华医学杂志》编辑。

1919—1920年，康成在昊格矩陪伴下赴美参加卫理公会十年一度的代表大会，其间，康成出席在纽约召开的世界健康与社会伦理会议，发表演

中華醫學會開會日程

中華醫學會定期開第一次大會已誌昨報茲悉此次開會凡遇討論會演說會之時來賓可隨意入座茲將日程錄後

▲二月七號星期一（丙辰正月初五日）上午九時至十二時行開幕禮會長誄演提議會務　下午二時至四時討論會題爲（防病學）伍連德康愛德醫士主席畢德輝醫士評論　五時半至六時半長沙湘雅醫院顏福慶醫士演說　八時茶話會以本會會員與本會柬邀之人爲限

▲二月八號星期二（正月初六日）上午九時至十時提議會務　十時至十二時討論會題爲（醫學教育）陳郞邦陳永漢劉柔興曹麗雲醫士主席賈文包呼頓醫士評論　下午一時半至五時半參觀醫院醫堂　五時半至六時半哈爾賓防疫局伍連德醫士演說題爲（個人衛生之基礎）　七時中英大藥房設筵於一品香款待本會會員

▲二月九號星期三（正月初七日）上午九時至十時提議會務　十時至十二時討論會題爲（醫學名詞）俞鳳賓唐乃安醫士主席皮比高士蘭尼爾醫士評議　下午五時半至六時半上海工部局史且來醫士演說題爲（低藥崩醫）　七時五洲大藥房請各會員至新世界晚膳觀劇

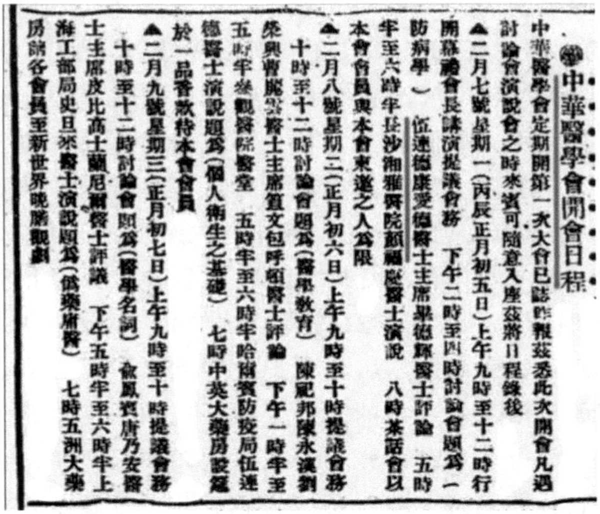

图 5-15 《申报》1916 年 2 月 7 日刊文中华医学会第一次大会召开

说，募集资金。1920 年 10 月她回国后在南昌重建护士学校。她极力主张培养中国女性医生和护士，努力提高护理水平。1924 年，康成开办高级护士学校。即使在战乱的年代，她每年按照中华护士会的标准培养 3 ~ 4 名护士。1930 年，学校毕业班 10 人毕业，去往不同的医院为人民健康服务。

康成终身未婚，1931 年 12 月 6 日，她因结核病在上海虹桥疗养院（今徐汇区中心医院前身）医治无效去世，享年 58 岁。康成的葬礼是在石美玉创办的上海伯特利医院大礼堂举行的。石美玉在葬礼上送了自己“闺蜜”最后一程。

注　释

①1872 年，美国卫理公会海外妇女布道会派遣女传教士昊格矩（Gertrude Howe）和霍格（Hoag）到九江传教。

②昊格矩为收养女婴康爱德取英文名 Ida Kahn，选择“Ida”是用她姐姐的名字，“Ida”发音类似中文的“爱德”，意思是“热爱美德”。据说康爱德家是孔子后人，昊格矩可能担心日后孔家反悔来认领女儿而刻意回避原姓，于是选择类似于收养女婴本姓的“Kahn”，这样她的中文姓是“康”而不是“孔”。“康成”是康爱德回国从医的第一年为自己改的学名，此后她以“康成”作为公众人物出现。

③有记载说 1884 年昊格矩之蜀，多数学生随霍格转学到镇江，校务因之停顿。之蜀时，昊携其 4 个义女及石美玉（也有说石美玉去了镇江）与俱，教诲不倦。

④南昌德胜门外环丘街（寰丘街），今爱国路中段一带的小巷，周边建筑于 2015 年被拆除改造。

⑤江西省妇幼保健院历史沿革可追溯到 1902 年康成在基督教美以美会的派遣下，在上水巷租房开办的基督妇幼诊室，人称"康济医馆"，是为医院前身。康成一边行医，一边多方筹募，并在教会资助下，于 1911 年，在上营坊（江西省妇幼保健院现址）建了 3 栋楼房，开办了"南昌妇孺医院"。医院开办初期有医务人员数十名，病床 40 张。1912 年，孙中山先生视察南昌妇幼医院，对康成赞许有加。抗日战争时期，1939 年南昌沦陷，南昌妇幼医院在日军的炮火轰炸下受损严重，被迫停办。抗战胜利后，1946 年，南昌妇幼医院被划入当时的南昌医院，医院修复后被改造成为肺病疗养院，不久后又恢复了南昌妇幼医院名称，直到 1953 年正式建院，更名为江西省妇幼保健院。

⑥有说与康成一同出席世界妇女大会的另一位康姓女子是康有为之女康同璧（字文佩，号华鬘）。康同璧早年赴美国留学，毕业回国后历任万国妇女会副会长、山东道德会长、中国妇女会会长。康同璧作为中国最早女权领袖之一，是中国第一个官派出席世界妇女大会的妇女代表。1969 年 8 月康同璧病故，享年 83 岁。

⑦已故葆灵女子中学（今豫章中学）校长周兰清女儿张建美提到，母亲曾跟她说："1912 年秋天，孙中山先生莅临南昌妇幼医院。她当时在女中念书，接到通知，马上到操场集合，准备去南昌妇幼医院参加孙中山先生欢迎会。刚到医院门口，那位圆圆脸的康院长就热情地迎上来，把她和其他同学带到草坪上，并给每人发了一张洁白的磅纸垫坐。孙中山先生在台上发表了热情洋溢的讲话，并视察了医院，对康成颇为赞许。"

⑧中华人民共和国成立后天津女医局附设护士助产学校并入天津市护士学校，即今河西区柳林路 14 号天津医学高等专科学校。

第三节 "中国护士之母"、护理教育家——伍哲英

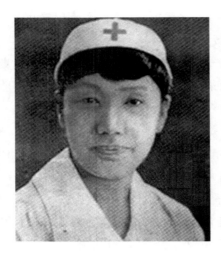

图 5-16 伍哲英

伍哲英（Lillian wu，1884—1960，图 5-16），译为伍丽莲（也译为吴丽莲），福建长乐人。

福建福州是继浙江宁波设私立教会女子学校后中国第二个开办私立教会女子学校的地方。1848 年，美国基督教美以美会在福建福州南台保福山设立宣教中心，附设"圣经斋"（后改为福音精舍）。1853 年美国基督教美以美会传教士卢公明（Justus Doolittle，1824—1880）创办"美部会妇女学校"，由女传教士唐师姑主持，校址初设福州南台保福山救主堂，因此俗称"保福山女书院"①。入学儿童都是周边贫穷人家的女儿和无人抚养的孤儿，学校开课以《圣经》和自然知识为主要课程，完全区别于当时中国私塾里的"四书""五经"教育。伍哲英是这群女孩中的一个，她在福州南台保福山女书院长大，学习毕业（有说是肄业）后留校任教 1 年。

伍哲英在照顾患病母亲的时候就萌发了学医的想法，在其母亲因家贫无钱医治去世后遂立志学医②。

位于江西庐山脚下的九江但福德护士学校成了伍哲英人生第二个起点。1908 年伍哲英考入③九江但福德护士学校，半工半读。伍哲英在护校学习期间，深受院长石美玉的厚爱和影响。1912 年她毕业后被石美玉留校工作 1 年。为了增强伍哲英的文化功课，1913—1915 年间，石美玉安排伍

哲英在九江诺立书院（又称九江诺立神道女校）④学习英语、物理、化学等课程，并在湖南湘雅医院等医院半工半读。1915 年，她毕业于九江诺立书院。《九江诺立神道女校 40 周年纪念刊》记载"……一九一五本年举行第二届毕业典礼……本届毕业生王立明、黄琅英、刘瑾芳、伍哲英等相继升学，远游北美大学，研究社会、神道、音乐、看护诸科……"

在九江但福德护士学校石美玉校长的举荐下，伍哲英获得奖学金，于 1915 年赴美国约翰·霍普金斯大学医学院附属护士学校攻读护理学 3年⑤。1918 年转入纽约城莱茵妇产医院进修产科、检验科、放射科。1919 年她毕业于美国约翰·霍普金斯大学医学院附属护士学校。在校期间，伍哲英各门课程均为优秀，许多医院争相邀她加入。然而，为了报效祖国，她婉言谢绝了国外医院的盛情，毅然整装，于 1919 年回国。回国后，伍哲英被北京协和医学院聘用，但尚未完全稳定下来，就被母校九江但福德医院董事会召回担任护士学校校长兼护理部主任。

伍哲英抱着坚定不移的决心，认为自己是中国人，一定要把自己所学的东西奉献给祖国。伍哲英一生中护理过难以计数的患者，做过医院的护理部主任，创办了 4 所护士学校，栽培了上千的护理后辈。

1920 年，九江但福德医院院长、但福德护士学校校长石美玉和传教士胡遵理到上海创办伯特利教会、伯特利医院（现上海交通大学医学院第九人民医院）。1920 年秋，伍哲英与主持九江但福德医院工作的石非比偕九江但福德医院、但福德护士学校医护人员和学生 20 余人前往上海。

1921 年，伍哲英被上海中国红十字会第一医院聘为护理部主任。由于缺乏护理人员，伍哲英经常是事无巨细亲自动手，她也因此萌生了创办护士学校的想法。1921 年，她在上海创办了第一所中国人自办的护校——中国红十字会第一医院护士学校，并任校长，对学校建制、规模、教学大纲及行政事务她都亲自制订和筹划，并亲自承担 5 门课程讲授任务及实习指导（图 5-17）。20 世纪 30 年代初，伍哲英又相继创办了南洋医院附属护士学校、济民医院附设护士学校，担任校长并兼任医院总护士长。1930 年，伍哲英被上海私立伯特利医院聘为总护士长，并兼任附属护士学校校长。伍哲英为我国的护理事业培养了大批实用型人才。

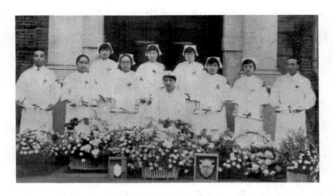

图 5-17　伍哲英(前排中)与学校学生合影

　　20 世纪 20 年代,伍哲英曾 4 次代表中国护士学会到加拿大、法国、日本、芬兰等国家出席国际护士会议。1924 年,中华护士会在广东召开大会,选出 4 名代表出席万国护士大会,伍哲英是其中唯一的中国女性,其余 3 名系外籍人士。1925 年和 1929 年她曾先后代表中华护士会分别在芬兰、加拿大参加国际护士会员代表大会。

　　1926 年,东方红十字会大会在日本东京召开,中华护士会派伍哲英、信宝珠 2 名代表赴会,伍哲英当选为本届大会副会长并同时兼任红十字会护理委员会主席。同年,伍哲英被选为中华护士会第八届理事会副会长。

　　1928 年,中华护士会第九届全国护士会员代表大会在上海三马路慕尔堂(也称沐恩堂)召开,伍哲英担任大会主席,主持本届大会并致开幕词,当选为中华护士会会长(图 5-18)。这是中国护士首次当选会长管理自己的护理队伍,结束了近 20 年外籍护士任会长的历史,从此翻开了中国护理史上新的一页,是中国护士及护理事业走向成熟的重要标志之一。当时全国注册护士学校 126 所,会员 1409 人,标志着中国护理队伍与护理事业的发展初具规模。此次大会还做出统一全国护士服装的重要决议,正式将护士帽命名为"白色燕尾护士帽",洁白的燕尾帽,象征护士职业的崇高、圣洁和荣誉。

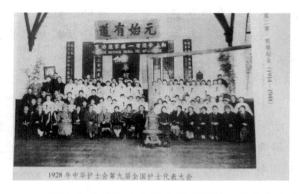

图 5-18　1928 年中华护士会第九届全国护士代表大会合影

1937 年 8 月 13 日，上海淞沪会战打响，护士学校被迫停办，学生各奔东西。伍哲英积极投入抗战洪流，带领青年医生高生道及一批无家可归的学生，到第八伤兵医院参加救护工作，抢救了许多伤兵，并亲自护理重伤员，被称为火线上的"白衣天使"。在战火中，高生道和伍哲英结下了深厚情谊，高生道认伍哲英为"义母"。高生道常说，是"义母"给了他新的人生舞台、新的思想、新的人生追求。高生道后来成为中国远征军著名的军医，云南驿美军医院副院长。

1938 年春，伤兵医院撤退，伍哲英见到难童医院有 40～50 名失去父母的孤儿得不到适当照顾，她便以一颗慈母之心主动留在医院工作。当时有一重病男童骨瘦如柴，在伍哲英的精心救治下，孩子得救了，为感谢伍哲英挽回了自己的生命，遂改名伍琦。

1938 年，伍哲英任中华护士学会上海分会首届理事长。1948 年，伍哲英任万国护士会副会长。

1944 年，伍哲英加入中国民主同盟（简称民盟），1945 年被选为民盟第一届中央委员。1946 年，伍哲英在上海与陶行知等共同倡议成立中国人权保障委员会。1947 年，她任民盟中央财务委员会主任委员。伍哲英曾任第一至第三届国民参政会参政员，发起组建中国女子联谊会。

中华人民共和国成立后，伍哲英任上海第二护士学校校长，继续为中华人民共和国培养护理人才。鉴于其在护理领域的声望和经验，上海 6 所护士学校聘其担任顾问。1951 年上海市卫生局聘也请她担任护理顾问。

1949 年，伍哲英出席中国人民政治协商会议第一届全体会议，并历任政务院政治法律委员会委员，全国妇联第一、第二届常委，中华妇女节制会总干事、会长，世界妇女节制会副会长、顾问、远东区副主席。民盟第二届中央委员、第三届中央候补委员，第二届全国政协常委，第三、第四届全国政协委员。

1956 年，从事护士工作 47 年的伍哲英退休时，上海市专门拨住房一套给她安度晚年。1956 年 12 月 9 日—15 日中华护士学会第十七届二次会议在北京召开，临近退休的伍哲英应邀出席会议。退休后，伍哲英仍十分关心护理事业，每周 2 天去护士学会，2 天去护士学校，2 天为学生补习英语。1957 年 2 月中华护士学会上海分会第二届会员代表大会，选举伍哲英为名誉理事长。

伍哲英毕生致力于创建护理专业和教育事业，终身未婚。伍哲英的名字与宋庆龄、秋瑾、史良、何香凝等 200 多位女性同列于《中国英烈女性传略》中。

1960 年，伍哲英在上海病逝，享年 76 岁。

注　释

----

①民国初（约 1916 年前后），保福山女书院因学生人数骤增，原校舍容纳不下，遂迁到吉祥山（现福州第八中学），改名文山女子学校（又称文山女子中学）。学校开课除《圣经》外，教学科目增加了天文学、生物、化学、格物等，还配备实验室和天文观察台等。1927 年，美籍传教士辞去"主理"职务，由中国人黄文玉出任校长，废除以《圣经》为主课的旧规。1929 年收回教育权后，报请教育部立案，按照中国规定设置课程，使用政府规定的中文教材，并创设图书馆。1938 年，由于抗日战争激烈，文山女中迁入永泰县小东坑，借住原育德女校。同年中国共产党在文山女中建立党小组，翌年发展为党支部。1942 年福州第一次沦陷，学校又迁往邵武。不久又因邵武鼠疫流行，学校迁回永泰。1945 年抗日战争胜利，学校又迁回福州。

②伍哲英在申请洛克菲勒基金会资助的表中填写自己是孤儿。

③有文献记载，其是由最早跟随石美玉、康成学习护理，后在九江但福德医院从事护理工作的张彩云（伍哲英远房亲戚）向石美玉推荐前来学习的。

④九江诺立书院，又称九江诺立神道女校。

⑤如今约翰·霍普金斯大学医学院对伍哲英的定位是"中国医学家"。

第四节　江西助产教育创办人、医学博士——熊懂

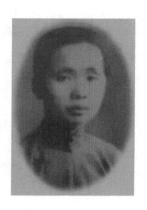

图 5-19　熊懂

熊懂，号学礼（图 5-19），1896 年出生于江西丰城县一个乡村教师家庭。她深受大哥熊恢进步思想的影响，1911 年入南昌教会学校葆灵女子中学就读。熊懂在母亲和父亲分别于 1915 年、1916 年短短数月相继去世的沉痛打击后决心学医。1918 年，她随回国奔丧的大哥熊恢赴日本求学，考入东京女子医专，苦读数载，成绩名列前茅，于 1920 年毕业（图 5-20）。毕业后曾在日本东京的一家医院任妇产科医师数年。因感于我国医学落后，产妇、婴儿死亡率高，毅然于 1927 年放弃在日本的优厚待遇和舒适生活回国，并将数年来的积蓄购置了 10 余箱妇产科器械和药品，冲破海关的阻挠运回江西。

熊懂回到南昌后，开始先在其大哥熊恢于 1923 年创办的剑声中学内附设妇产科、妇产班，并招生上课。1929 年，江西省民政厅长杨赓笙（字咽冰）亦有感于旧法接生的不科学，产妇、婴儿无安全保障，遂与江西省教育厅洽商创办一所助产学校，经费由民政厅支付，行政由教育厅管理，并请熊懂为该校校长。学校临时校址设南昌磨子巷马王庙，于是江西省第一所高级助产学校应运而生。附设在剑声中学的妇产班招收的 8 名学生成为江西省立南昌助产学校第一批学生。

前略　お世話になっております。

「調査依頼状」をご再送いただきまして、ありがとうございました。

調査が終了致しましたので、「調査結果報告書」をお送り致します。

お伝え致しました通り、さらに詳しい情報をお求めになられる場合は、卒業生の個人情報になりますので、本学学務課での対応となります。その際は本学学長宛に公文書でのご依頼をお願い申し上げます。

なお、本学同窓会である一般社団法人至誠会の機関誌『女医界』を当室にて閲覧される場合は、あらかじめ閲覧希望日時を当室までご連絡の上、ご所属の機関の図書館からの紹介状をお持ちください。

どうぞよろしくお願い致します。

草々

東京女子医科大学史料室

〒162-8666　新宿区河田町8-1

03-3353-8112（ext. 2213）

history.bi@twmu.ac.jp

山田　明日香

图 5-20　熊憬留学日本学籍证明（现收藏于赣南医学院校史馆）

　　学校成立后为了实现"济全省产妇之急，解全省婴儿之困"的办学目的，省教育厅饬令全省各市县保送女知识青年来校学习，并规定毕业后返回原地医院工作。这样，办学目的明确，培养人才有方，学校越办越兴旺，从而助产士开始遍布全省各市、县。

　　当时办学条件极其艰苦，经过 3 年，学校盖起了 1 栋二层楼的校舍。当条件有所改善时，她又开始筹办医院，并关闭自己的诊所，将诊所内的所有器械献给医院，并亲自兼任医院院长。医院的成立，不仅满足了学生实习条件，还为学校增加了收入，添置了器械设备。

　　为了使江西省高级助产学校正规化，1932 年，她按照上级指示在阳明路兴建三栋新校舍。这时她一边在马王庙管理业务，一边在阳明路管理基建，由于她热心投入工作，不到 2 年的时间，阳明路的江西省高级助产学校（今江西省儿童医院所在地）拔地而起，按期完成。学校后来迁入南昌市阳明路新址，原址专供医院使用，医院也增添了病房设备，每天门诊病人及住院产妇甚多。

　　她为了把教学理论与临床实践相结合，使学生亦充分利用实习基地，又在象山北路开设附属妇产医院（今南昌市第一医院）收治产妇，院内每日总有婴儿呱呱坠地，亲属笑声盈盈。

　　1934 年，时任江西省卫生处长潘骥因学派关系，又适逢宋美龄介绍江亢虎在美国学医的女儿江兆菊回省工作，熊懂向教育厅请假，将校长职务让给江兆菊，后与弟弟熊俊①一起赴德国深造。移交时，她交出医院现金2万余元，开江西省校长移交现金的创举，一时轰动了全市，得到教育界的交口称赞。事后江西省省长熊式辉对此事进行了调查，事实证明这笔巨款，是熊懂廉洁奉公节省出来的，于是乃拨此款，作为资助她和弟弟熊俊赴德国留学的经费。

1935年，熊懂向教育厅告假，随弟熊俊②赴德国汉堡大学医学院深造，攻读医学博士学位。1937年，卢沟桥事变后日本帝国主义发动了侵华战争，国际关系骤然紧张，中华民族危在旦夕。适时，熊懂和弟弟熊俊在德国的医学研究正好也取得了优异的成绩，都获得了学业上的最高荣誉——医学博士学位，二人束装回国。由于大陆海岸港口被日军封锁，他们取道滇越铁路回到云南昆明。在云南富商严某的邀请并支持下，熊懂在大理开办助产学校，为少数民族的医学知识普及做出了重要的贡献。熊懂后来又到四川襄助宋庆龄办理儿童福利事业。

1941年，江西省政府电召熊懂、熊俊姐弟俩回赣。熊懂先在赣州江西医学专科学校任教，1942年又在赣县创办江西省立赣县高级助产学校②。时任江西省第四区专署专员蒋经国积极倡导"建设新赣南"，鼎力支持助产学校开办，并拨给赣州市西门外土地庙营建校舍。江西省立赣县助产学校于1941年4月筹建，7月正式招生，熊懂担任校长兼附属产院院长。这是江西省第二所助产学校，也是熊懂亲手创办的第三所助产学校。

1944年12月，日寇侵占赣州前夕，江西省立赣县高级助产学校迁往宁都县石上乡。1945年抗战胜利，学校迁回赣州，恢复江西省立赣县助产学校校名。熊懂带领师生动手整理校园，修茸校舍，重新添置教学仪器及附属产院器材，学校元气得以渐渐恢复。这时，熊懂奉令将江西省立赣县助产学校交由从日本东京女子医学专门学校肄业回国、江西省立医专毕业的熊云珍接管。1946年，熊懂奉命调往南昌，重整江西省立南昌助产学校。1947年，江西省立赣县助产学校更名为江西省立赣县高级医事职业学校。

南昌解放后江西省立高级助产学校与江西省立医学专科学校合并，熊懂调任南昌市立医院（也说江西医专附属医院）妇产科主任。助产学校由江西省教育厅军代表周伟志和接管员何春英接管。熊懂又大公无私地将勤俭办学和妇产医院节余的一包包金条、银圆和不锈钢剪刀、镊子等，一箱一箱地移交给军代表和接管员。她这种毫不为私，专门为公的高尚品德，受到时任江西省省长邵式平的表扬。1953 年，她奉调江西妇幼保健院任保健部部长。

1953 年，熊懂参加北京高级卫生干部学习班，时任卫生部长李德全曾向学员介绍了林巧稚和熊懂，表彰她们献身妇女卫生事业的精神。1957 年《人民日报》报道全国各省新式接生普及率和妇女保健网覆盖率，江西名列第一，这与熊懂的贡献密不可分。

1966 年，熊懂离职后孤身一人回到南昌东濠街 48 号私宅居住，其后辗转多处居住。熊懂还将政府补发的退休金全部捐献给江西省儿童福利基金会，以尽毕生献身妇幼福利事业之心愿。

熊懂对工作十分认真，为了妇产医学事业，矢志不结婚。她对学生教育很严格，未达标的学生决不予毕业。据调查，1934 年，学校开了 5 个班，招收 75 名学生，经过严格考核，结果只有 11 人毕业，后来的江西省妇幼保健院高级助产士兼顾问何春英③就是该届毕业生。熊懂毕生热爱助产事业，致力于助产教育，俯首耕耘在中华大地上长达半个多世纪，孜孜不倦，奋斗不息，播下了助产良种，收获了助产硕果，被誉为"助产之母""江西助产教育第一人"。

1990 年 1 月 11 日，熊懂在南昌去世，享年 95 岁。熊懂治丧委员会在她洁白被盖上写下"助产之母"四个大字，以表悼念。

注 释

①熊悛，医学博士，1937 年留学回国，经云南昆明至四川北碚，任江苏医学院教授。1940 年回赣，奉令在赣州任江西省医学专科学校校长。抗战胜利后，又奉令回南昌任江西省卫生处长，后赴台湾，在台北开业行医兼医学大学教授。

②江西省立赣县高级助产学校，今赣南医学院前身。

③何春英，浙江省象山县人，她的名字被录入《象山籍人士在国内外》第一集。

第五节　江西省立南昌高级护士职业学校校长——章斐成

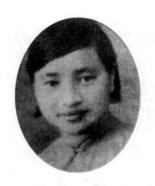

图5-21　章斐成（由其学生章金媛提供）

　　章斐成（1908—?，图5-21），原籍江西吉安（又有记载是江西进贤和浙江省金华府拦路井人）。1924年前往北京协和医院护士学校学习，1929年毕业于北京协和医学院护理专科，系五年制本科生。1935年8月，江西省成立唯一一所公办护士学校——江西省立南昌高级护士职业学校（简称省立高护），省教育厅任命章斐成为校长。1936年，她赴英国考察学习2年，回国后续任校长。1946年7月，章斐成又赴美国学习考察（1946年中国去美国研修的20名护士之一），1947年4月回国，续任校长，直到中华人民共和国成立。省立高护创办14年，章斐成任校长期间培养了数百名有专业特长的高级护理人才，分布在全国各地及海外。

　　章斐成个子不高，但学识渊博，治校严谨。她本着继承和发扬国际护理界鼻祖南丁格尔救死扶伤人道主义精神，致力于省立高护的办学工作。省立高护课程门类齐全，设有基础课程、临床学科、护士专业课、伦理学、人文学等共34门，以扩大学生的知识面。为了吸取西方国家医疗护理方面的经验，1936年，她赴英国考察学习2年，回国后，结合我国实际情况，制订了一整套办好省立高护的计划和严格的校规。

　　为了真正培养实用性护理人才，章斐成十分注重实践教育。学生实习期间，她更是关怀备至，经常到医院了解实习生的情况。在医院实习时，查房、医嘱、病历、交接班多是运用英语。省立高护的学生在历次全国统一考试中均成绩优秀，名列前茅。

章斐成终身未婚，她将全部心血倾注在护理事业上。抗战胜利后，学校迁回南昌，经费紧缺，条件十分艰苦。为了解决从孤儿院考入省立高护的一批学生学习、生活困难，她想方设法与美国朋友及善后救济分署联系，募捐财物，帮助学生们渡过难关。

第六节　中央红色医务学校校长——傅连暲

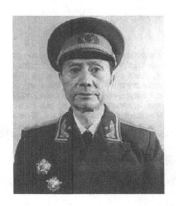

图 5-22　傅连暲

傅连暲（1894—1968，图 5-22），原名傅日新，化名郑爱群，原福建省汀州县人，医学家。中国人民解放军高级将领，中国共产党优秀党员、久经考验的忠诚的共产主义战士。中国人民解放军和中华人民共和国医疗卫生事业的奠基人、创始人之一。1955 年授予中将军衔，荣获一级八一勋章、一级独立自由勋章、一级解放勋章。

傅连暲早年随在汀州教会工作的父母进入汀州，自幼受洗礼成为基督徒，并入读教会学校，1911 年中学毕业后入汀州福音医院附设的"亚盛顿医馆"就读，1915 年冬毕业，在汀州 8 个县行医，任汀州红十字会主任医师、福音医院医生和"亚盛顿医馆"教员兼汀州省立七中与汀州女子师范学校校医。1925 年傅连暲作为英国人的代理，出任汀州福音医院院长。1927 年 9 月，南昌起义军路过汀州时，傅连暲曾收留起义军的陈赓、徐特立等300 多名伤病员在福音医院治疗。1929 年，红四军入闽后，傅连暲领导福音医院积极收治红军伤病员。

1931 年后，在汀州先后创办中国工农红军中央看护学校、中央红色医务学校，并任校长，为苏维埃政府和红军培训了一大批医护人员。1932 年

1月创办中国工农红军中央看护学校，培训60多名红军医务人员。同年秋，应毛泽东的建议，将汀州福音医院改名为中央红色医院。1933年初正式参加中国工农红军，并将医院迁往瑞金，成为中央红军第一个正规医院。

1934年10月他带病参加长征，因医术高明，被誉为军中"红色华佗"。过草地时，还举办了一个医疗培训班。1936年，在长征途经宁夏同心城时经朱德总司令批准，与陈真仁结婚。长征到达陕北后，于1937年继任中华苏维埃共和国医院院长。后任中央总卫生处处长兼陕甘宁边区医院（现解放军第253医院）院长，负责中央领导人的保健工作。他医术高明，为人厚道，深得中央领导人的器重。

1938年9月，经毛泽东和陈云介绍参加了中央党训班，后被批准加入中国共产党。同年冬担任中央总卫生处处长兼中央医院院长。1945年5月参加了中国共产党第七次全国代表大会。10月任中央军委总卫生部副部长，并继续负责中央领导人的保健工作。

傅连暲长期担任中央领导人的医疗保健工作和医疗卫生教育工作，著有《肺结核病的疗养》《养身之道》（后更名为《健康漫谈》）《我热爱自己的医生职业》《中央红色医院的创立》等著作，为我军培养了大批医务人员，为解放区的医疗卫生事业做出了积极的贡献。

中华人民共和国成立后，历任中央卫生部副部长，中央军委总后勤部卫生部第一副部长，中华医学会会长，全国政协第二、三届常务委员、中共第八届全国代表大会代表。

傅连暲是中国人民解放军医疗卫生工作创始人之一，在发展中西医、普及祖国医学、培养医学人才等方面做了大量工作，为人民解放军和人民卫生事业做出了重要的贡献。

第七节 红军卫生学校校长——贺诚

贺诚（1901—1992，图5-23），名宗霖，字润之，又名李平，四川省射洪县人。中国共产党优秀党员、久经考验的忠诚的共产主义战士、无产阶级革命家、中国人民解放军高级将领。1958年被授予中将军衔。1962年荣获一级八一勋章、二级独立自由勋章、一级解放勋章，1988年荣获一级红星功勋荣誉章。

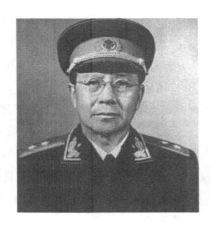

图 5-23　贺诚

1919 年五四运动时，贺诚在潼川中学读书。1922 年贺诚考入国立北京大学医学院，1925 年加入中国共产党。1926 年国立北京大学医学院毕业后被派往广东国民革命军中做医务工作，参加北伐战争，1927 年参加广州起义，任起义总指挥部军医处处长。1928 年 11 月党派贺诚和他的妻子周越华在上海威海路春萱里开设达生医院。1930 年初在武汉开设华中大药房，建立中央军委长江五省交通站，后因交通站被敌人破坏，又回到上海从事党的地下工作。

1931 年贺诚离开上海到中央革命根据地工作，经中央军委决定，担任军委总军医处处长。土地革命战争时期，任工农革命军红四师军医处处长兼海陆丰后方医院院长，中共汀连中心县委宣传部部长，军委总军医处处长，红军总医院院长兼政治委员，军委抚恤委员会主任，军委总卫生部部长兼政治委员兼红军卫生学校校长和政治委员，中华苏维埃中央政府卫生局局长，中央纵队第三梯队队长兼政治委员。1934 年 10 月参加长征。

1936 年毛泽东派贺诚护送王稼祥去苏联治病，1937 年贺诚把王稼祥护送到莫斯科，滞留于莫斯科，先后入民族殖民地问题研究学院和莫斯科中央医师进修学院学习。1941 年苏联卫国战争爆发后，共产国际决定安排中国同志回国。1945 年抗日战争胜利，贺诚回到祖国。

解放战争时期，任东北民主联军后勤部副部长兼卫生部部长和政治委员，东北军区后勤部副部长兼卫生部部长和政治委员，东北人民政府卫生部部长。1949 年 6 月党中央电令贺诚到北京接受新的任务，毛泽东同志亲自接见了他。

中华人民共和国成立后，贺诚任中国人民解放军总后勤部副部长兼卫生部部长，中央人民政府卫生部副部长，军事医学科学院院长，总后勤部副部长。贺诚是第四届全国人民代表大会代表，中国人民政治协商会议第四、五届全国委员会常务委员，中共十一届中央委员，于 1982 年离职休养。

1992 年 11 月 8 日，贺诚因病在北京逝世，享年 91 岁。

附　　录

附表　江西近代护理教育机构历史沿革一览表

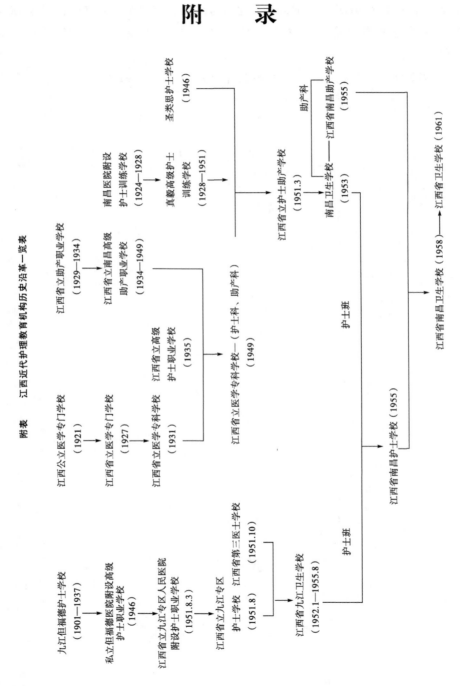

参考文献

[1]李小妹. 护理教育学[M]. 北京：人民卫生出版社，2002.

[2]刘义兰. 现代护理教育学[M]. 北京：中国协和医科大学出版社，2002.

[3]GRYPMA S，ZHEN C. The development of modern nursing in China [M]. Bloomington：Indiana University Press，2014.

[4]刘燕萍. 中国护理发展史[M]. 北京：中国医药科技出版社，2000.

[5]伍丽萍，王屏，洪常青. 中华护士会创办人信宝珠在华临床护理与护理教育实践[J]. 护理研究，2014，28(12)：4315-4317.

[6]甄橙. 美国传教士与中国早期的西医护理学(1880—1930 年)[J]. 自然科学史研究，2006，25(4)：32-34.

[7]陈荣华，何友良. 九江通商口岸史略[M]. 南昌：江西教育出版社，1985.

[8]中华续行委办会调查特委会. 中华归主——中国基督教事业统计(1901—1902)[M]. 蔡泳春，等译. 北京：中国社会科学出版社，1987.

[9]罗时叙. 别墅传奇[M]. 南昌：江西教育出版社，2016.

[10]陈晓鸣. 九江开埠与近代江西社会经济的变迁[J]. 史林，2004，(4)：88-94.

[11]中华护士会. 中华护士会之起源及发展[J]. 中华护士季报，1923，4(2)：29-31.

[12]刘燕萍. 中国护理的世纪回眸(二)[J]. 当代护士，2001，(6)：17.

[13]贝梦雅. 中国昔日的看护会[J]. 中华护士季报，1922，3(4)：12.

[14]贝梦雅. 中华护士会历史的回顾[J]. 中华护士季报，1927，8(4)：19-23.

[15]SHEMO C A. An army of women：the medical ministries of kang cheng and shi Meiyu(1873—1937)[D]. New York：SUNY Binghamton University，2002：159.

［16］涂明华．九医百年（1901—2001）［M］．北京：人民卫生出版社，2001.

［17］王益锵．中国护理发展史［M］．北京：中国医药科技出版社，2000.

［18］黄定元，张希仁．江西教育志［M］．北京：方志出版社，1996，329-330.

［19］张明宜．民国江西助产教育研究——以江西省立南昌高级助产职校与赣县高级助产职校为中心［D］．南昌：江西科技师范大学，2017.

［20］政协南昌市委员会文史资料研究委员会．南昌文史资料研究选辑·第九辑［M］．（内部资料），1993.

［21］江西省政府教育厅关于担保南昌高级助产职业学校向裕民银行及农业银行行借款建筑产院的指令、公函［Z］．江西省档案馆藏，1946.

［22］为呈请转函江西省银行担保息借款以便提早兴建妇婴保健院工程可否之处乞示遵由［Z］．档号：J046-3-02419-0272，江西省档案馆藏，1948.

［23］张兴荣，章远庆．江西医学教育史［M］．上海：上海医科大学出版社，1990.

［24］据呈送抗战损失及现存物品清册请予核备等情指复知照由［Z］．档号：J046-3-02576-0358，江西省档案馆.

［25］为奉发学生膳食费不敷食用拟暂定每人每月自行补助一千五百元以资营养请鉴核实遵由［Z］．档号：J046-3-02413-0001，江西省档案馆藏.

［26］陈学昭．中国近代教育大事记［M］．上海：上海教育出版社，1981.

［27］穆静．傅连暲传略［M］．北京：科学普及出版社，1980.

［28］中共中央文献研究室．毛泽东年谱（上）［M］．北京：人民出版社，中央文献出版社，1993.

［29］陈树华．秋收起义的片段回忆［M］//中共湖南省委党史资料征集研究委员会《湘赣边界秋收起义》协作组．湘赣边界秋收起义．长沙：湖南人民出版社，1987.

［30］中国的红色政权为什么能够存在？（1928年10月5日）［M］//毛泽东军事文集：第1卷［M］．北京：军事科学出版社，中央文献出版社，1993.

［31］中共中央文献研究室．朱德年谱（上）［M］．北京：人民出版社，1986.

［32］欧阳钦．中央苏维埃区域报告（1931年9月3日）［M］//中共江西省委党史研究室等．东固·赣西南革命根据地史料选编：第2册［M］，北京：中央文献出版社，2007年.

［33］戴正华．中国人民解放军第二次国内革命战争时期的卫生工作组织情况及一般工作方法［M］//高恩显．中华人民共和国预防医学历史资料选编（一）．北京：人民军医出版社，1986．

［34］傅连暲．1937年对记者的谈话［M］//傅维康，傅维暲．傅连暲诞辰100周年纪念集．北京：人民卫生出版社，1994．

［35］涂通今．红军长征中的卫生工作［M］//高恩显．中华人民共和国预防医学历史资料选编（一）．北京：人民军医出版社，1986．

［36］《中共中央关于为红军征召医务人员的通知》（1930年8月3日）［M］//中国人民解放军总后方勤务部办公室．后勤工作文件汇编（第一辑）．北京：中国人民解放军总参谋部出版部，1959．

［37］中国人民解放军总后勤部卫生部．中国人民解放军护理发展简史［M］．北京：人民军医出版社，1995．

［38］傅连暲．红军第一所医务学校［J］．《星火燎原》丛刊，1980，1．

［39］黄定元，张希仁．江西省教育志［M］．北京：方志出版社，1996，57-58．

［40］陈志方．在战火中诞生——中国工农红军卫生学校的创办［M］．北京：人民卫生出版社，1979．

［41］王良，高恩显．中国人民解放军医学教育史［M］．北京：军事医学科学出版社，2001．

［42］毛磊焱．中央苏区医学教育历史地位［J］．考试周刊，2016，85．

后　记

护理学史是研究护理学的发展过程和规律的科学。西方护理学自 19 世纪 80 年代传入中国至今已历经百余年的历史，然而在中国史学研究中有关护理学发展历史的研究未得到足够重视。迄今为止，中国护理教育中有关护理史教育的内容并没有得到充分重视，也未独立开设护理史课程。

重视历史是文明传承的基础。西湖大学校长施一公说："国内的本科教育偏重于知识灌输，偏重于让学生记住很多知识，却没花时间告诉学生，知识是怎么来的。我们没有给学生讲科学史，这非常重要的一环在我们的教育中是缺失的。我们没有讲发现知识，建立体系的人是什么样的人。学生必须知道他们是什么人，才能破除迷信。"

研究历史可以指导现实，对护理学发展历史的回顾、总结与思考，能帮助了解中国护理教育的发展历程，感受护理前辈们曾经付出的艰辛和创造的辉煌，增强护生和护士的职业认同感，使教育工作者得到启迪和教益，时刻不忘护理教育所肩负的使命和职责，从而引领中国护理教育朝着更加理性、规范、科学的方向发展。

江西近代护理教育具有深厚的历史背景，搜集、挖掘江西近代护理教育历史遗留的研究资料，探索近代护理历史发展的客观规律，拓宽护理教育史的研究范畴，能帮助读者全面了解江西近代护理教育的发展，对弘扬和传承江西优秀历史文化，为当代护理教育改革与发展提供参考，具有丰富的实践借鉴意义。

九江学院护理学院肇始于 1901 年成立的九江但福德医院附设护士学校。江西近代护理教育研究团队成员在护理学教育教学过程中，对护理学史及护理教育史具有浓厚兴趣，对江西近代护理教育史高度关注，在开始搜集和整理相关文献资料中，随着收集资料的不断丰富，就萌发出撰写《江西近代护理教育研究》的想法。

　　《江西近代护理教育研究》历时 4 年余，终于完成书稿，内心感慨万千，难忘在资料收集、整理及书稿撰写过程中给予我们帮助的人，西北大学出版社编辑对本书稿的完善也提出了可行的建议，在此一并表示感谢。我们仍感觉书中存在一些不足：一是因民国时期战乱频繁，多种因素相互交融，大量原始档案遗失或者记录不全，对其研究难以系统深入；二是近几年疫情影响，调研不便，有些档案史料的搜集与核实尚有欠缺，有待进一步收集、核实与补充。

　　本书即将付梓，再次阅读书稿，既甚感欣慰，又因能力和水平有限而心有戚戚，书中难免有遗漏及错误之处，敬请学界同人批评、指正！

梁光霞　蔡端颖　王中立

2022 年 12 月 8 日于紫薇园